民医連の病院管理

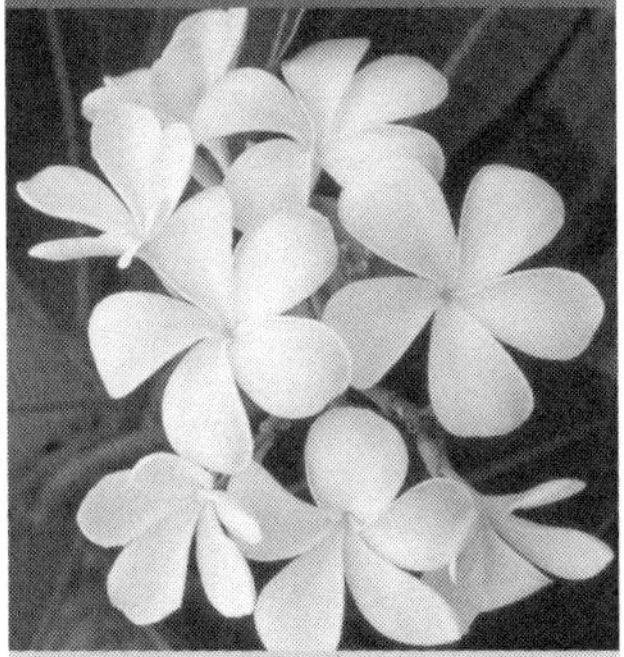

八田英之

同時代社

まえがき

この本は私の三冊目の本になります。先の二冊、「医療運動と事務」「民医連運動の展望」と同様に、民医連での仕事です。

主に一九九〇年代後半から二〇〇五年までに書いたものです。ただ「第六章　事務管理者からみた病院管理論」は、全日本民医連の「病院管理研修会」で病院管理論の話をしましたが、それを基礎に書き下ろしました。また、いくつかは、千葉民医連内でつかっただけで、全国的には公表されていないものもあります。

最初に、これらがかかれた背景として、私のその後の仕事について述べておきます。

一九九八年に、ちょうど一〇年つとめた全日本民医連事務局長を退任し、副会長となり（二〇〇〇年に副会長退任、顧問となる）、同時に千葉県勤労者医療協会の専務になりました。

千葉にきて初めにしたことは、自らが千葉勤医協を知るためにも、千葉の仲間が自らの経営を客観的に知る上でも、公認会計士による調査をお願いしたことでした。さらに、全日本民医連の経営実態調査報告に基づいて、千葉勤医協の経営的な特徴を明らかにすることにつとめました。千葉勤医協は、病床数に比して外来が多く、保健予防収益が、医療生協さいたまに次ぐ第二位の大きさであるなど、外来型と言えること、センター病院である船橋二和病院の赤字を他の院所で埋めてきたこと、賃金水準は、医師以外は全日本民医連の中ではトップレベルであること、などがわかり、二和病院の外来の近接診療所化などを含む黒字化、健生病院の移転新築、NPO法人や社会福祉法人を作っての介護分野の取り組み、などその後の事業展開につながりました。

千葉県民医連は、千葉勤医協が飛び抜けて大きく、他に二つの診療所法人、薬局を経営する有限会社の四つで事業協同組合を作っていました。法人の責任と権限を強調しすぎるとどうもぎくしゃくします。まずは、県連のもとにすべての法人の事務系トップを含む合同運営会議を設置し、運営のセンターにしました。

一方、千葉民医連の歴史を学ぶことにつとめました。若い仲間と「千葉民医連歴史発掘」の取り組みのなかで、戦前の「千葉北部無産者診療所」の建物を「発見」したときにはびっくりしました。この取り組みの成果は、「千葉民医連の50年」というスライドになっています。

また、千葉民医連の共同組織である「友の会」は、七〇年代前半からの歴史を持ち、強力でした。出資基金の制度を作りましたが、全国トップの到達になっています。

さらにこの間、東京勤労者医療会、健和会、千葉勤医協の三法人の共同事業が、介護用具のレンタル事業、給食、保健予防事業などで進められたのも重要なことでした。

二〇〇四年六月に専務から副理事長になりました。一〇月に六〇歳になりましたが、千葉勤医協には継続雇用制度があるため、任務は同じです。

二〇〇三〜二〇〇四年度に、千葉勤医協は「健生病院リニューアル」(増床なしの移転新築)、「二和病院リフレッシュⅡ」(一四床の増床と透析の拡大など)を完成させましたが、ご多分に漏れず、建設後困難症でかなり厳しい経営状況となっていますが、二〇〇四年度の後半からは、少し落ち着き始めたようです。二〇〇四年の四月頃から全日本民医連の要請によって、宮城厚生協会の経営対策にも取り組んでいます。まだ数年は民医連運動に加われそうです。

二〇〇四年五月三日、千葉県勤労者医療協会理事長坪内弘行先生がお亡くなりになりました。私を千葉に呼んでいただいて、「つぼ八不動産」などと設備投資を積極的に進めたことについての陰の声を聞きながら、理事長・専務として一緒に仕事をしてきました。ともすれば、やりすぎになりかねない私をかばい、ブレーキ役も引き受けていただき、仕事を続けることができました。

謹んで本書を故坪内弘行先生に捧げます。

民医連の病院管理／目次

第一章　二一世紀に向けた共同組織の展望

はじめに

八〇年代後半以降の民医連運動の前進は、共同組織の発展を抜きにして語ることはできません。二一世紀を、目前にした今日、全日本民医連は、三三回総会において、「非営利・協同」の路線を打ち出しました。この路線は、これからさまざまな検討と具体化がなされていかねばならないものだと思いますが、その中でも、民医連の共同組織の質量ともに飛躍的な発展が決定的なカギであることは、間違いないでしょう。今年六月の第五回共同組織活動交流集会では、「安心して住み続けられるまちづくり」の豊かな経験が全国から報告され、共同組織の運動が新たな段階に発展していることが示されました。

本稿において、共同組織の今後の発展を二一世紀の情勢の可能性、民医連共同組織の到達点をふまえて考えてみたいと思います。

一、二一世紀初頭の情勢の可能性

（一）世界の流れと非営利・協同について

二一世紀がどんな時代になるのか、さまざまな論議がされています。一九九一年、ソ連が崩壊した頃には、社会の発展は資本主義が最終段階であり、その意味で「歴史の終わり」であるとさえいわれました。そして、全世界的な資本の「自由競争」だけが社会をよくする道であるかのように主張され、「新自由主義」「規制緩和万能論」が支配的なイデオロギーとなり、社会保障の切り捨てが強行されました。

しかし、今日では、これに対する批判が世界的に高まっています。早い例では、九二年の国連環境開発会議で、環境、経済、平和などの世界的な危機を取り上げ、「人類はこのままの社会・経済システムを続けることは不可能だ」との声明があげられています。

ヨーロッパでは、九〇年代後半に、多くの国で社会保障切り捨て政策を進めた保守政権が、崩壊しています。資本主義の本性である自由競争・弱肉強食にすべてをゆだねるのでは、社会問題や地球環境問題は解決しないということ、すなわち「市場の失敗」があらためて確認されたといえるでしょう。いまでも、規制緩和・競争を万能の処方薬のように扱っているのは、日本とアメリカなどの特殊な状況ではないでしょうか。

いっぽう、国家が官僚統制によって経済を画一的に動かそうとしても、それは長期的にはうまくいかないこともソ連など社会主義といわれた国の破綻によって、はっきりしました（国家の失敗）。また、スウェーデンなどの福祉先進国で、これまでのようにすべて国・公立の機関で福祉サービスを供給するというあり方から、住民や医師など専門家の協同組合が重視されるようになってきました。ＥＵでは、非営利・協同セクターを担当する特別の部局が置かれています。

今日、社会の構成をどうとらえるかの上で、国家・自治体などの公的セクターと市場を中心に展開される私的セクターの他に、第三のセクター、非営利・協同のセクターが存在するというとらえ方は、かなり一般的になっていると思いますし、それは、社会の発展・変革の理論と実践にも大きな影響を及ぼしています。

この「非営利・協同」について私は、現実にそのようなものが存在するということの単なる認識にとどまらず、公的セクターに対しては、住民が行政サービスの受け身の受給者から、主体的な責任のある、要求し行動する参加者となり、住民が主人公の行政を実現していく契機を含み、私的セクターに対しては、営利のみの追求と疎外された労働から企業の社会的な存在意義に基づく社会的規制と協同労働に向かっての転換を迫る要素を内包していると考えます。

もちろん、このことは社会変革の事業において、非営利・協同が唯一の道であるとか、主要なものであるとかを主張するものではありません。それは、政治、経済、分化を含む総合的な過程であり、その中で、政党や労働組合がしかるべき役割を発揮することがなければ、達成されることはないでしょう。それでも、「非営利・協同」は、これまで考えられていた以上に、広く、深い意義と内容を持つものとして、立ち現れています。

「直面する状況には、さまざまな困難と厳しさが」あるけれども、「二一世紀は、国民が本当の意味で主人公となり、日本国憲法の理念でもある『平和と人権』の思想が世界的な現実となり、国民みずからが参加する福祉と医療を築く可能性の開ける時代です」。私たちは、「民医連運動の歴史と伝統を受け継ぎ、地域の人びととともに生きる『非営利・協同』の医療機関として」(全日本民医連の医療・福祉宣言第一次案)共同組織の人びととといっしょに、投げかけられている課題に挑戦していかねばなりません。「歴史と伝統」を受け継ぐとは、階級的で民主的な医療機関であり続けるということであり、非営利・協同の中の「働くひとびとの医療機関」として、非営利・協同の運動全体が日本の社会の進歩と結びつくように役割を果たしていくということだと思います。

（二）介護保険の実施を目前にした情勢と今後

九九年一〇月から介護保険の給付申請と認定作業が始まります。私たちは、まず介護問題の深刻さとそれ故に切実な要求が存在することをふまえ、介護問題に社会的に対処することの必要性とその方法として、保険制度を選択することも一般的にはあり得ること、しかし、政府の介護保険法案は、大幅な利用者・国民の負担の増加の一方でサービスは後退する危険のあるものであることを明らかにし、介護保障を確立するための運動を法案の成立後もくりひろげてきました。国民的な不安とこうした運動も一つの力になって、自治体の一般財源による福祉サービスの「上乗せ」を認めさせるなど多くの重要な修正を勝ち取りました。また、私たちは現実に自ら介護の問題に取り組むために、老人施設づくりやホームヘルパーの養成など新たな取り組みを進めてきました。「たたかいと対応」といわれるこの取り組みの姿勢は、自治体や国に対して「反対」の声を上げ、「あれをやれ、これをやれ」と迫るだけでなく、自ら地域の人びとともに助け合いの事業を進めること、また一方、単に自治体の下請的な事業として介護事業を進めるにとどまらず、その事業の中でよりリアルに矛盾を明らかにし、介護制度の改善の運動に取り組むこと、を内容としています。すなわち、たたかいへの契機をはらんだ対応であり、現実に問題を解決することと結びついたたたかいなのです。

医療団体である私たちが、介護の分野に取り組もうとするなら、多くの高齢者や現に介護している人を構成員に含む共同組織の力に依拠することが現実的で効果的です。そして、介護問題に取り組むことは共同組織自身の「助け合い」・協同の要求なのです。

介護問題に取り組み始めると、そこにはさまざまな善意の献身的な取り組みのあることが見えてきます。また、企業の進出もあります。たとえば、私がいま活動している千葉県では、ホームヘルプ事業でもっとも豊かな実績を持っているのは生活クラブ生協であり、最近この組織と千葉勤医協の連携が合意されました。まさに、介護の分野において営利と非営利の取り組みが競争の関係の中で存在しています。同時に、新たな連帯と運動の可能性が開けています。

私たちは、介護の分野で非営利・協同の事業の典型を作り上げることに努力するとともに、幅広い善意の取り組みと連帯し、この分野での協同の輪のひろがりを追求していかねばなりません。企業の進出を直ちに押しとどめることはできないでしょう。しかし、非営利・協同の事業が、一定の比重を占めて利用者から積極的な評価を得られるなら、介護サービスの社会的な基準をつくり、際限のないもうけ主義や差別的な扱いに対する歯止めとなるでしょう。人権を守る医療、訪問看護などの実績と結びついた私たちの在宅サービスは、新たな利用者の人権を守る介護を生み出していくことでしょう。さらに、いま民医連の共同組織は三〇〇万人に近づいています。生活協同組合も介護問題での取り組みを強めていますが、その組合員は二〇〇〇万人以上といわれています。これだけ住民を組織化している企業はありません。農協も数万人のヘルパーを養成しています。在宅サービスの中心的な担い手は果たして企業でしょうか?

介護保険の実施の前に、払う保険料にふさわしい供給体制を作ること、保険料・利用料の減免制度を作ること、認定制度を公正なものとすることなど解決すべき問題をまず解決しなければなりません。それなしに保険料を徴収すべきではありません。しかし、社会的な介護の立場から介護事業はスタートさせなければなりません。共同組織と私たちの介護事業は、介護の分野を医療・社会保障全体の営利市場化の突破口にさせるかどうかに関わる重要な意義があると考えます。そして、共同組織の掲げる「まちづくり」運動の最も重要な一部をなすものです。

介護保険をテコとして、薬や老人医療問題などいわゆる医療保険の抜本改革、医療法の改悪や医師臨床研修義務化などの医療保障の全面的な改悪・営利化を進めることは、政府厚生省の一貫した計画です。年金制度の改悪もたくらまれています。しかし、こうした計画は、国民の根本的な利益に反するというどうしようもない矛盾を抱えています。改悪の強行は、最近の医師会の動向にみるように、反動的な支配の基盤を自ら掘り崩しています。

二一世紀を目前にして、日本の医療・社会保障は、まさにこれまでの制度が根底的に変えられようとするという意味でも、国民の要求と社会状況が新たなより充実した制度を必要としているという意味でも、従って、それに関わる民医連も含めた運動の組織のあり方においても激変の時にあるといわねばなりません。

二、民医連共同組織の到達点

共同組織に至る民医連運動の歩み全体については「共同組織と民医連運動」（学習ハンドブック、保健医療研究所発行）を参照してください。ここではテーマに必要な限りで考えてみます。

〈民医連とはどのような組織なのか〉

民医連は「民主的な医療機関」の連合体です。第二次世界大戦後、民主診療所が、戦前の無産者診療所の伝統（医師をはじめとする医療従事者が主な担い手であったこと、労働・民主運動と結びついた鮮明な階級的な運動路線を持っていたことなど）を受け継いで、生まれました。

地域住民の要求と運動、その要求に応える活動を通じて医療と社会の変革を志した医師をはじめとする医療従事者、この二つを組織し結びつけた日本共産党などの民主勢力の三つが民主診療所設立の要因とされています。

しかし、今日のような民医連運動が成立するにいたったのには、日本の医療制度と社会状況の特殊性が大きく作用しています。まず、一九四九～五〇年にかけてのレッドパージがあります。戦後の医療労働運動の先頭に立った医師や看護婦が、大量に国公立の医療機関から「追放」されます。この人びとが同じように職場を奪われた労働者とともに次々に民診を作っていきます。それが可能であったのは、日本の医療供給体制が「自由開業制」であったからです。朝鮮戦争が行われている中で、民診は急速に数を増やし、戦争反対・平和を要求して激しくたたかいました。一九五三年に全日本民医連が結成されましたが、その直後の取り組みの中にはこうした情勢に対する一面的で過大な評価と関連して、日常の診療活動を軽視し、政治活動に偏る誤りが含まれていました。この偏向は、一九五五年の第三回大会で「民医連を組織しているものは医療機関である。従って、よい診療をすることを目的にしなければならなかった」と反省され、医療機関の連合体組織として新たに歩み始めました。民医連運動の原点として「医療と政治」の二つが指摘されるのは、こうした歴史によります。

ところが、医療機関であることは間違いないとして、「ではどんな医療機関なのか」「他の医療機関とどこが違うのか」「民医連独自の存在価値があるのか」が直ちに問題にならざるを得ませんでした。

第一の答えは、すでに第三回大会の議論の中で浮かび上がっています。すなわち「本当に患者の立場に立った医療をしようという志、それだけは他にまけない」ということです。第二の答えは、「ではなぜ本当に患者の立場に立った医療が民医連で可能なのか」「民医連は組織的にどのように他とは異なるのか」という問いかけに答えるものでなければなりませんでした。これについて一九五六年以来さまざまに議論されます。そしてその結論が現在の綱領の「働く人びとの医療機関」ということになるのですが、そこに至るまでには私たちが忘れてはならない貴重な全国的な議論がありました。

〈地域の人びとに支えられてこそ民医連〉

まず大衆運営論です。

すでに第五回大会は、「民主診療所は先にも述べたように少なくとも地域の勤労者そのほか大衆の要求と支持の上に成立し発展するものであります。この存立の基盤を失ったところには、たとえ企業として成り立っていようとも、民主診療所としての真の意義がないのであります」と述べていました。このように地域の人びととの結びつきに民医連の他の医療機関とは異なった特徴をみようとしたことは、本質的であり、最も重要なことでした。ではそれは、どんな形で実現されるのでしょうか。

ある時は労働組合の経営にするのがもっともよいと主張されました。これは、「東風圧倒西風」といわれた当時の国際情勢についての一面的な評価、「ニワトリがアヒルになった」といわれた当時の総評を中心とした労働運動に対する過大な期待、経営が厳しい中で労働組合を通じて労働金庫の資金を利用したかったなどの要因があったと思われます。しかし、これは医療要求に基づく民医連運動の独自の性格という点でも、医療社会化論や国営論に立つ社会民主主義者が労働運動を支配していた現実との関わりでも無理のあるもので全国的・全体的な動きにはなり得ませんでした。

研究者が、非営利・協同組織の組織原理の一つとして「Independent」(自立性、自律性)をあげていますが、政党や労働組合など他に主要な目的を持つ組織が経営主体となって、医療要求に応える取り組みを進めるのは、困難ではないでしょうか。

〔法人形態と民医連〕

つぎに、民医連の院所を経営する法人の形態はどうあるべきかという角度から議論されています。もともと民医連は医師の自由開業権を活用して「ラーメン屋の二階の診療所」などから出発しています。個人の施設ではないことははっきりしていても法人格を持っていないところが多くありました。一九五七年の法人形態別の施設数は以下のようです。

民法法人	医療法人	生協法人	人格なき社団
四一	二六	三二	一〇一

つまり、法人格を持っていないところの方が二つ多いのです。このために、名義上の開設者である医師の姿勢が変わると思わぬトラブルとなることがありました。そこで民診の所有形態（誰がどのように医療機関を所有しているのか）が問題となります。これと大衆運営の問題が一緒に議論されていきます。戦後早くに法人格をとったところは税制上有利なこともあって民法法人が多くありました。しかし、民法法人に対する規制が強められ、一九五〇年には医療法人制度が作られます。

医療法人になるためには一定の自己資本が必要でした。この面の困難と地域の人びととの大衆的な結集がわかりやすいということもあって、消費生活協同組合法を活用した医療生活協同組合が次々に作られていきます。そして、一九五七年には日本生協連医療部会が発足します。

民医連の院所がまず作られ、その後に法人の形態を選択したというのが基本的な流れでした。そして、この法人形態と多数の地域の人びとに支えられながら社会保障や政治の問題でも積極的に取り組むという民医連のあり方、すなわち民医連の大衆的な性格と階級的な性格について論議されるようになります。たとえば、財団という形態は働く人びとの財産を保全するという点では非常に安定した組織ですが、大勢の人びとの運営への参加は法律上は要求されていません。社団の場合も数千数万という人が社員となることは想定されていません。一方、生協法人は、大勢の人びとがまとまって運動するということを前提に、それを国家が法的に認めるとともに規制するというものです。この点の民医連の公式見解は、まとめていえば「民医連運動を進めていく上で法人形態に優劣の差はなく、いずれも不十分な点がある。それ故に、県連への結集を強め、相互の点検・批判を強め、民医連としての一体的な取り組みが重要であり、運動がどのように発展するかは、県連・法人の指導部がどれだけ民医連の方針を正面から受けとめ具体化するか、職員がどれだけ民医連の方針を理解し、実践する力を持っているかによって決まる」ということです。今日では、さらに共同組織が大いに発展し、民医連運動のパートナーの役割を果たしていただくことが加えられねばならないでしょう。

法人は法律行為の主体として法律上認められた存在ですから、法人理事会には独自の法律上の責任があります。またさまざまな規制に対して「適法性」を守らねばなりません。

さらに、さまざまな緊急事態の時には、県連に結集しつつも、適時に必要な判断を法人としてしなければならないことがあります。そして、全体として長い目で見るなら民医連に院所を加盟させている法人は、民医連に結集し、その中で発展してきました。これまでの経験では、法人がその役割を過度に強調したとき、結果としてさまざまな困難が生まれたことを忘れるべきではないでしょう。

民医連と法人、共同組織の関係を整理してみます。

①民医連は民主的な医療機関（及び薬局や福祉施設）であり、その連合体です。その民主性は、日本の民主運動の一部であり続けることと地域の共同組織に支えられていること、職員の主体性を引き出す民主的な運営によって保障されています。

②共同組織は医療要求に基づく、自主的な住民運動組織です。同時に民医連運動からみれば、共同組織は民医連運動の不可欠の構成要素です。

③法人は、ほとんどの場合、法人そのものとしては民医連に加盟していません。民医連が院所加

盟で始まったという歴史的な事情と民医連の目的である民医連綱領を共同組織の構成員全体の課題として提起することは適切ではないということからと考えます。しかし、元来法人は民医連運動を前進させるために作られたものであり、法人は自覚的に民医連に結集し、その指導を受けることで発展するものです。

④共同組織は、全日本民医連の規約上の組織ではありません。そのために、実際上はさまざまに意見を反映させるための努力が払われていますが、民医連の方針の決定には共同組織は加われません。また、医療生活協同組合は全国的な指導部（日生協医療部会）を持っていますが、友の会型の組織の場合は、共同組織交流連絡会を通じての交流にとどまっています。これらは共同組織の発展に関わる歴史的な事情によることであり、直ちにどうこうできることではありませんが、長期的には解決されねばならないことでしょう。

〔非営利・協同の組織と民医連〕

ここで非営利・協同の組織のあり方として学者によって指摘されている四つの基準と民医連の法人の関係についてふれておきます。

第一に、組織の目的と実践が「非営利」(not-for-profit)であるという点では、民医連綱領を目的とする民医連の院所・法人は、まさしく営利を目的とせず、たとえば、患者の人権を守る共同の営みの医療活動、差額病床を持たない、経営主義とたたかってきた経営活動などの実践があります。

第二に、民主性という点では、民主的集団所有に基づく大衆的民主運営として定式化されています。

第三に、開放性という点では、法人形態のみに着目すると財団形態の場合には閉鎖的であるように見えます。しかし、実際には評議員会に友の会などの住民代表を加える、経営内容が完全に公開されているなど、実質に着目するならほとんどの民医連の法人は合格だと思います。

第四の、自立性（自律性）は、すでに先にもふれましたが、他の支配を受けない独立した存在であることはいうまでもありません。

非営利・協同とは「もうけ主義ではなく、多くの人が助け合っていこう」という思想と実践であり、いろいろな法人形態の違いは一般的な議論の枠組みとして一定の意味はあるけれども、最も重要なのは、組織の実際だと思います。民医連と共同組織は、わかちがたく結びついた、しかし、別個独立の組織としてこの非営利・協同の運動の中で存在価値を発揮することでしょう。

三、二一世紀初めの共同組織の課題

共同組織の課題は、現在「五つの課題」として整理されています。これに沿って「当面の重点になる取り組み」と思うことを述べます。

(一)「共同の営みの医療」をともに築く課題

まず、院所の医療宣言を院所と共同組織がともにつくりあげねばなりません。「病院憲章」委員会を共同で作るなど先進的な取り組みもありますが、全体としては取り組みが遅れています。医療宣言の取り組みは、二一世紀の初めの数年間、民医連の院所が共同組織の人びととともにどのような医療をするのか、内外に明らかにすることであり、その取り組みの過程を通じて、あらためて共通の目標を確認し、生き生きとした活動を生み出そうとするものです。院所管理部と共同組織指導部の役割が重要です。

第二に、カルテなど医療情報の開示を進め、民医連医療に対する信頼をいっそう前進させねばなりません。医療の安全性が問題になっているおり、この面の取り組みは重要であり、共同組織全体に一定の正確な医療知識を持っていただかねばなりません。

第三に、地域の中に「人権のネットワーク」を広げ、必要な医療や介護を経済的な理由で受けられないということがないようにしていかねばなりません。

第四に、保健予防、健康増進の取り組みをいっそうゆたかに進めることです。

また、介護の問題では、最近はむしろ共同組織が主役となってヘルパー事業などに挑戦し、NPO法人を取得するなどの経験が生まれています。この取り組みは多くのところで共同組織そのものの発展を築きつつあります。この点では実践の中でさらに理論的にも前進することが期待されます。

(二) それぞれの法人の経営を自らの、及び住民・国民の財産として守る課題

民医連の経営は職員の自発性・積極性と共同組織の力という核心をなす二つの力に支えられて前進しています。この点でも介護問題は重要です。全日本民医連は、新「統一会計基準」で事業収益を医療と介護の二つに分ける案を発表しています。総合的で柔軟な事業(医療・介護)経営構造を、共同組織の力を大いに借りて作っていかねばなりません。生協の出資金に準じた出資基金の取り組みが重要です。これを自己資本として「評価」することは当然だと思います。

（三）社保・まちづくり・平和の取り組み

この点はいまとりわけて発展している分野だと思います。高齢者無料パスの実現、「緊急ペンダント」や「デイ銭湯」、助け合いのための「お元気ですかコール」「黄色いハンカチ運動」などが取り組まれています。介護保険問題をテーマにした班会やシンポジウム、自治体に向けての交渉など「安心して住み続けられるまちづくり」の取り組みはまさしく、共同組織が自立した住民組織であることを示す、新しい段階を画する取り組みとして広がっています。このまちづくりの運動を進める上でも、友の会組織の場合に院所の名前をかぶせることがむしろ障害になっているのではないでしょうか。平和の運動でも原水禁大会の取り組み、若い職員に戦争体験を語り継ぐ運動などが進んでいます。社保の運動では、今日ほとんどの院所で共同組織と管理部、労働組合が共闘組織をつくって一緒に署名などに取り組んでいます。三〇〇万人を超えようとしている共同組織が他の非営利組織などと連帯して、壮大な運動に取り組んでいくことは、新たな社会を築く展望につながることだと思います。

（四）民医連運動を担う人づくり

共同組織の存在とその活動に参加した経験が、医学生などが民医連運動への参加を決意する重要なきっかけになっています。民医連に入った後の職員の成長の上でも、共同組織に積極的な役割を果たしてもらえるように、さまざまな工夫が必要だと思います。まず、民医連の医療と医師問題の現状について、共同組織の人びとの理解を得なければなりません。

（五）組織の強化

共同組織の構成員は、この文章を書いている九月初めの段階では、まだ、一九九九年の実態調査がまとまっていませんが、約二六〇万人に近づいていると思われます。うち、一九〇万が医療生活協同組合員、七〇万が友の会と社員でしょう。職員の約四割が共同組織に加盟しています（九八年の調査による、以下共同組織の現状については同じ）。班に組織されている構成員が四〇万人（一六％）活動家として把握されている人数（支部、ブロックの役員、班長、保健委員、機関誌配布者など）が一〇万人です。八四％の組織が毎月定期的に機関会議を開いています。

友の会型組織の構成員数は、院所の影響力からみてもっと増える可能性があると思います。しかし、実際には医療生協の組合員の方が拡大数で上回る傾向が続いています。すでに民医連としての友の会型組織についての方針は出されており、会費制度の問題についても問題提起されています。最も重要な問題は、友の会が「自立した住民運動組織」として自らの課題「安心して住み続けられるまちづくり」を進めるために、自らがどのような組織になっていくのか、非営利・協同の組織としてのはっきりした姿勢を確立することです。地域名の友の会に名前を変えることは、その第一歩でしょう。

民医連運動と医療生協運動は、重なり合った若干性格を異にする二つの運動です。この二つの運動は、実際には相乗的に発展してきました。医療生協組合員の中に民医連についての理解を広げることは、長期的な展望を考えると今後ますます重要になってきます。九二年に創刊された民医連と共同組織をつなぐ雑誌「いつでも元気 MIN-IREN」は拡大を続けて約四万部となり、一〇万部を目標としています。残念ながら医療生協での拡大は遅れています。

民医連としての共同組織の拡大目標は、二〇世紀中に三〇〇万人です。これを達成する上でも、二一世紀の医療と社会保障の民主的な改革の展望を切り開くためにも、「まちづくり」のためにも、民医連を理解し、かつ自立した住民運動の自覚を持った共同組織の活動家が、せめて構成員の一割くらい（三〇万人、現状の三倍）なることが、カギではないでしょうか。それは班づくり、保健大学や社保学校、ボランティアやさまざまなサークルなど多彩な共同組織の活動の中での意識的な取り組みを通じて生み出されていくものだと思います。民医連の職員は、まず自らが共同組織の構成員となり、一緒に成長する立場で、この共同組織の発展に参加し、協力しなければなりません。それが、民医連自身の二一世紀の展望を切り拓く最も重要な条件の一つでもあると思います。

ぶらり探訪

大原幽学の故地を訪ねて

〔しばしば同時代の二宮尊徳と並んで語られる、幕末の農民指導者大原幽学については多くの研究があり、私たちの大先達であるタカクラテル（故人・作家）と菱沼達也（故人　農学者、戦前医学生の時代に農民組合が作った千葉北部無産者診療所に参加）両氏にも著作があります。大原幽学の故地、干潟町を訪ねました〕

干潟町への交通の便は良くない。ＪＲ成田線小見川駅か総武本線旭駅からそれぞれの駅行きのバスに乗り中和バス停でおりるが、本数が少ない。東京からは、車で東関東自動車道大栄ＩＣでおり、東総有料道路（なぜ有料道路なのかわからないような道）を行くのがよい。

干潟町は、その名のとおり江戸時代初期には「椿湖」という広大な湖であったところを干拓してできあがった。高台に立つとおぼろげながらその湖の形が想像される。その中で大原幽学記念館のある干潟町長部の八石は、湖のある頃、おそらくは平安末期か鎌倉初期の頃から耕されてきた谷間の田である。昔のままなら入り組んだ小さな田圃であるはずだが、見事にまっすぐに耕地整理されている。近時のものではない。大原幽学の性学仕法による。大きな駐車場から歩くが、障害者のためにはもう少し進んで記念館の裏手に専用駐車場がある。幽学の旧居など関連施設は中世の長部城の一部にある。幽学を招いた遠藤氏の子孫の家もある。

*大原幽学という人

大原幽学の出自は、尾張藩家老大道寺氏の次男という説、尾張藩浪人大原左近養子説などがあるが不詳。天保五年（一八三四）、大原幽学はこの地にきた。長部村名主遠藤伊兵衛の跡継ぎ息子で放蕩の激しい本蔵（のち良左衛門）の善導を依頼されていた。東総の地は「荒廃」していた。ここも例外ではなかった。重い年貢に天明以来の凶作と商品経済の浸透によって、明和の頃には四〇軒ほどもあった村の人口は二四、五軒に減り、農民の多くは木挽きとして出稼ぎにいった。あるいは利根川流域の水運、酒・醬油の醸造業、九十九里浜から揚がる魚の運搬など日銭稼ぎに追われた。やくざがはびこっていた。自給自足的な農村秩序は崩れようとしていた。ときに大原幽学三七歳。家を出た一八歳の時以来、関西を中心に「漂泊」し、易学、儒学、神道、禅を学び、三四歳の時に悟るところがあり、済世救民を志し、自らの教説を性(理)学と称した。心学のようなものだとも自ら幕府に対する上申書でいっている。「天地の和即ち性理は天地の和にして其の儘なるものなり」「性は天地の和の別神霊なり」から体系化される道徳と経済生活を結びつけた教えであった。幽学はまず本蔵と心が通い合うようにつとめた。これは彼が人に何事かを教える場合の基本だった。本蔵は以後幽学のそばに仕え、のちにはその衣鉢を継ぐ。幽学の門人(道友)は東総に増えていった。天保十年には五〇〇人(男性のみ)を超えた。

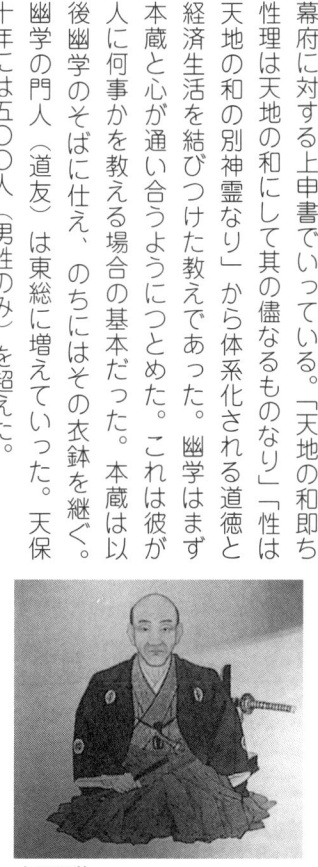

大原幽学

＊性学仕法：先祖株組合

「道友」には、村の荒廃を憂えた上層農民が多かった。幽学は、漂泊の間に身につけた農業知識を教えた。西で行われていた稲の正条植、浅植えを導入した。自給肥料を改良し、客土法を改善した。農事の段取りをよくするために年中仕事割を作った。作業に便利なように耕地整理や家の移転をした。幽学は普請の図面まで書いた。性学服という着物もあった。そして、今日「我が国協同の祖」（タカクラテル）、世界最初の農業協同組合といわれる「先祖株組合」を作った（一八三八年から一八五七年）。消費物資の購入を監視し抑制するという目的で協同購入が進められた。道友による助け合いという性格の共同耕作が進められた。子孫永々相続講という困窮者救済のための金融組織を作った。教育活動では、女性、子供の教育を重視した。男だけでなく女性だけの会合があった。子供大会を開き、別の家の子供を育てあう換子教育を進めた。同じ頃相模の人二宮尊徳は野州桜町の再建を成功させ、幕臣に登用され、その後報徳仕法が東海地方やいわきの相馬などに広がっていった。報徳仕法は領主から依頼を受けて農村を復興させるいわば上からのやり方である。先祖株組合は上層農民を中心としてはいるが、農民層の自発的な、その意味では下からの仕法であった。それぞれが三両分の農地（すぐに五両に引き上げられた）を先祖面（子孫に伝えていくべきものという意味で）として組合に出資する。その土地は道友の小作が耕す。小作人の所得は収穫の二〇%だった。その利益を積み立てさらに組合田を広げていく。遠藤良左衛門（本蔵）などには、何代かたってみんなが豊かになっていけば自然と家株も家財もそろうという思いがあった。この時代に農村には二つの道があった。商品作物を作り商品経済の発展に乗るか、商品経済の村への流入を押さえ米を中心とした農業生産力を上げ支出を抑制していくか、である。幽学の道は後者であり、報徳仕法もそうであった（ただし尊徳の後継者からは商品作物を重視する流れが出てくる）。そして、この道は商品経済の流れからやや外れた「荒廃」した農村には、さしあたり現実的なものであった。

＊弾　圧

性学仕法は一定の成功をおさめた。領主の表彰も受けた。先祖株組合が作られた村は、七ヶ村、長部・諸徳寺はほぼ村ぐるみ、桜井村と信州小諸にもつくられた可能性がある。嘉永年間、道友は七〇〇人になり、意気はあがった。毎月の会合に三五〇人、四〇〇人と集まり、とうてい幽学の自宅では収まらなくなり、一八五〇年（嘉永三）一月「改心楼」が開校された。よく嘉永四年幽学らは、突然の弾圧を受ける。関東取締出役の手先が、因縁をつけて改心楼に乱入。これを口実にした長期にわたる取り調べ（「七カ年の厄難」）が行われる。この裁判費用は千両を超えた。道友の子弟は奉公に出、その給金を裁判費用に充てた。裁決は、「幽学一〇〇日押込め、先祖株組合解散、改心楼など教導所破却」、有罪であった。性学は農業と道徳を実践的に調和させていこうという穏和な思想であり、反体制的な性格はみじんもなく、保守的でさえある。なぜ弾圧されたのか？　博徒が性学が広がることに脅威を感じた（関東取締出役の手先の元締めが博徒で網元、天保水滸伝で有名な飯岡助五郎である）、小前百姓（中小規模自作農）による土地所有を建前とする徳川封建制と先祖株組合の土地共有的な方向は相容れない、農民がまとまり、毎月数百人が集まることに疑惑を持った、などが指摘されている。一八五八年（安政五）押込めのとけた幽学は、長部に帰り、三月八日、切腹する。六十二歳。弾圧を避けるための「破門」や脱退によって、道友は百人程度まで減少していた。書置にはこの弾圧のために「元之不幸・不正に帰者」の多いことが深い嘆きを以て述べられている。幽学は、それまでにも塩断ちや断食をして門人を戒めている。一身をかけて何事かを教えようという気迫があった。幽学は優れた教師であった。でなければ、その後性学が良左衛門を教主に、再び門人千人を超えるということはなかったであろう。尊徳の教説に基づく報徳社が明治になって隆盛を極めるのに対して、性学は不運であった。明治維新後、神道の一派として公認されるが、明治六年箱根に湯治に行った遠藤良左衛門らは突然司法省の役人に逮捕される。逮捕者は九〇名以上という。その理由は「反逆の疑い」であった。旧時代を懐かしみ、新時代を批判する保守的な道友の空気が徳川の代に戻そうというたくらみがあるのではないか、とされたのである。全くの事実無根のこと故に数ヶ月で釈放されるが、大きな打撃であったろう。良左衛門はまもなく死ぬ。性学は、三代教主石毛源五郎の時期に教説をめぐって分裂、衰退する。幽学の業績を残そうという人々が、明治四〇年財団法人八石性理学会をつくって遺跡を守り続け、干潟町に伝えた。

幽学には、そして尊徳にも、幕末の激しい変化する時勢に対する認識はほとんどなかった。目の前の困窮する農民の救済のみが関心事であった。幽学のその志さえも踏みにじった徳川封建制の罪は重い。一方、尊徳は、明治政府によって体制に逆らわず、ただ勤勉に働く支配者にとっては理想的な農民として、教科書に登場させられる。

社会全体の変革と目前の困難の現実的な解決!

幽学旧居、大原聖殿をへて裏道のような感じの所を上ると城跡の最も高い整地されたところにでる、龍ヶ谷(ゆうがい)である。中世の城の本丸だろうか。ここにいくつかの石碑がある。明治期の弾圧の記念碑もある。そこから椿と桜の道を通って記念館に出られる。性学普請の林家住宅がある。

＊少し足をのばして

幽学記念館から一六キロほど足をのばして飯岡に至る。真宗光台寺に飯岡助五郎の墓がある。山門を入ってすぐ左手に明治三十六年の「遭難九十四人弔魂碑」がある。助五郎の時代にも大量遭難があった。助五郎は、郷里の三浦半島から大勢の男子を引き連れてき、働き手を失った家に配置したという。最近では助五郎は単なる博徒の親分ではなく、飯岡の漁業振興などに尽くした社会政策家という評価が生まれている。さらに刑部岬から九十九里の展望を楽しみ、銚子を回って帰るのも良い旅になる。

第二章　民主的集団医療と事務幹部

はじめに

いま、民医連運動は、いつの間にか押し出されたたたかいの最前列にあって、であるが故に風当たりも強く、ここをどう切り抜けていくのか、まさに正念場となっている。とくに民医連内部で生じた医療に関わる不祥事を利用して特殊な政治的立場からの攻撃まで行われ、経営問題にも直結するような事態が生まれることが最近の特徴のようである。川崎協同病院での「気管チューブ抜去、薬剤投与死亡事件」は、その代表的なものであろう。本件の内部調査委員会の報告などを参考に、こうした医療の中身に関わる問題について、事務幹部の関わりはどうなるのか考えてみた。

一、こうした事件は防ぐことができるのか

この事件には、「ぜんそく発作によって心肺停止状態で搬入された患者が、その後自発呼吸は回復したものの重度の意識障害となり、患者家族の希望があったと考えた主治医が、挿管チューブを抜き、鎮静剤、筋弛緩剤を投与し、患者は死亡した」という事件そのものと、この事件が「ほぼ三年間放置されたのち公表されたが、法人・院所の医療管理はどうなっているのか」という関連する二つのことがある。

まず、はじめの事件について考えてみる。この事件を聞いたとき当県連のある医師が、「私（呼吸器科の科長）が同じことをしたとしたら、それを他の人が止めるのは容易ではないと思う」と述べたのが強く印象に残っている。

今日の民医連の二〇〇床～三〇〇床規模の県連センター病院あたりでは、日常の医療活動は「科」を中心に行われている。外科、整形外科、小児科、耳鼻科などに分化した医師はそれぞれに独自の外来と入院の診療体制を持ち、看護婦その他の職種が、医師のそれに準じてある程度固定化されたチームを作っていく。内科はさらに循環器、呼吸器、消化器、内分泌、神経内科などに分化するが、一般内科という部分はどうしても必要であるし、内科運営会議などの形で内科としての統一性を保

つ努力がされている。それでも、たとえば、ぜんそく、高血圧、糖尿病、腎疾患、肝疾患などの慢性疾患の医療活動が進むにつれ、それぞれの患者集団に対応して専門的にその分野を追求する職員グループが形成され、その分野をになう医師を中心に専門性が追求されていく。病棟も臓器別に造られる。そうすると個々の患者についての治療は個々の主治医の責任であるが、それを集団的にバックアップしたり、治療方針の承認、決定を科長がするなど日常の医療がその科で完結するという状態になり、ほかの科の医師はほとんど口を挟めない、という状況になる。

〔組織文化の問題〕

その科のトップの医師が善意である決意をして特定の患者に対して何らかのアクションを起こしたとすれば、それをとどめるのは容易ではないのではないか。たとえていえば、診療所の事務長がその地位を利用して金銭を着服するつもりになったとしよう。その発生を防ぐことはほとんど不可能である（もちろんこれは善意・悪意の違いはあるが）。短い期間に発覚してしまうような仕組みを監査などで作ることはできるし、そうしたことがおきにくいような健全な組織文化を形成していくことはできる。しかし、独立して業務を行うことのできる人が誤った決意をした場合、その実行を防ぐことは難しいのではないか。

「一人で決めない、一度で決めない」というルールは、きわめて重要である。しかし、そうしたルールを適用すべき事案であるという自覚がなければ、「一人で、すぐに」決めてしまうことはあり得る。つまり、言い換えれば、それぞれの医師の倫理性、社会的な常識、患者の人権の尊重、民主的に組織されたチームの一員という自覚を持てるような組織運営など健全な組織文化をどう創っていくかがまず問題なのではないか。

だがしかし、さらに京都での事件もふくめて考えてみると、組織文化という以前の問題かもしれない。どうも民主的な職場で職員の自覚的労働に支えられているという民医連の特徴が、そのマイナス面を示した、という感もする。民医連では結果として多くのことが現場の判断にゆだねられている。その職場だけで完結するように見える仕事について、いつの間にか、かって決められた手順とは違ったやり方になっていた、などということはよくある。しかし、これでは組織ではない。職場の民主的な運営、自分たちの労働の仕方を自分たちが創意を発揮して改善していくのはよいことである。しかし、それは全般的管理者、ないし管理委員会の承認なしには決して実行されてはならない、ということは組織のイロハのイであるのだが、わかっていないことが多い。また職場の物事の決定権は職場責任者にしかないということも、職場責任者は業務命令が出せるということもわかっていないところまであった。ある職場で職場責任者のいないときに業務手順を決め、その翌日職場責任者に「みんなで決めましたから従ってください」と報告されたという。職場責任者は「なんだか変だと思うんですけど……」といっていた。労働者は使用者（企業など）の指揮命令に服して労働することを約束し、使用者は労働に対して賃金を払うことを約して労働契約は結ばれる。従って、一人一人の職員の業務行為は、全て院所・法人の行為であるというあまりにも当たり前すぎることが、実はよく理解されていない場合がある。

「自覚的労働」というものがこうした法律的な枠組み、限界の中にしか存在し得ないということを、今更ながら確認しなければならないのであろうか。

〈物事の認識力・判断力〉

川崎の場合をより具体的に考えてみよう。まず、事に当たった女性医師は、安楽死ということについてどのような認識を持っていたのだろうか。東海大学安楽死事件を知っていたなら、たとえ家族の依頼があったとしても、こうした行動に出ただろうか。もし、知らなかったとすれば、そうした不知は、医療技術における今日的な水準への不知が、許されざる不知であるのと、同様ではないだろうか。医師の技術的な不知については厳しいが、社会的常識や患者の権利に関わる当然に知っておくべき知識の不知に対して、案外社会的に甘い、ということはないだろうか。

事件の当時の病院長はどうだったのか。報告で見る限りは「倫理的問題」というとらえ方のようである。確かに安楽死の問題は医の倫理問題であるが、それは刑事事件になるかどうかという倫理問題である。問題の重大性が自覚されていなければ、それにふさわしい対処はされようがない。ある事柄がどれだけの大きさ、どんな性質の問題なのかを認識することは、トップの絶対に果たさなければならない責任ではないか。川崎の場合はそうではなかったと思われるが、問題の重大性を自覚しつつ、様々なおそれからことを隠蔽するという最悪の選択は、原子力発電所を始め、この間の大企業の不祥事には共通することであった。トップにも事柄の重大性について簡単には判断が付かない場合がある。このような法律的な知識も一定にないと結論的なことをいえないという場合がある。そうしたときのために法律の専門家があり、多くの法人には顧問の弁護士がいる。何よりも民医連という組織の存在する大義は、不祥事の隠蔽とは相容れない。きちんとした水準の高い倫理委員会が組織されていれば当然そこにはかることになろう。トップも「一人で、すぐに」決めない方がよいことは、多い。

〔医師と他の職種の関係〕

看護師など医師以外の職種が医師の行為をとどめることができたであろうか。内部調査報告では

「困難であると」している。民主的集団医療とはいっても、いまの民医連の急性期を扱う病院の中で、治療方針を看護師と医師が話し合って決定しているところはほとんどないと思われる。患者の病態、診断、治療方針などを医師が看護師に説明し、それを看護師が受け止めて看護計画が立てられる、という形ができていればよい方であろう。事前にカンファレンスなどで情報が十分に知らされていず、患者の様態が急変した緊迫した状態で筋弛緩剤の注射のオーダーが出された場合に、看護師がそのオーダーを拒否できるであろうか。本件の場合は無理であったといえるであろう。しかし、この後（この事件の情報が広く知られた後）同じような状況が仮に起こって、看護師がオーダーされた注射が筋弛緩剤であることを知っていた場合には、オーダーに従ってはならないのは当然になる。従えば殺人の共犯とされることがあり得る。

こうした医師と他の職種の関係では、医師が民主的なチームリーダーになろうと努力しているかどうかで、他の職種の積極性が左右される。七〇年代から八〇年代にかけて民医連の医師と看護婦の多くは学生運動などの共通の経験を持ち、ごく自然に「対等な人間関係を前提とし、医師を中心とした、患者のための民主的集団医療」という提起になじんだ。九〇年代以降こうした職種間の関係は薄くなってきたと指摘されている。それぞれの職種の独自性という名目で相互のコミュニケーションさえ不足する状況、「それぞれがやるべきことをやればよい」という空気が濃くなってきた。医師と看護婦の関係の上でこうした一般的な流れがあり、かつ、川崎協同病院の組織図は診療部制であり、医師の下に看護が位置づけられるものであった。これは少なくとも一般的なあり方ではない。外部評価委員会報告では、この組織図と医師のパターナリズムについてふれられている。

二、民主的集団医療と管理組織

川崎協同病院の医師の下に看護があるという組織図は、戦前の医局講座制の組織ににている。医師が組織的に看護師の上司であれば、人事にも影響が出ざるを得ず、対等な人間関係は成り立ちにくい。確かに医療機関において、ほとんどの業務は医師の指示のもとに起動される。患者に対する診断と治療の権限は、現行法制度の下において、医師にのみ属する。それ故に全ての情報が医師に集中されねばならず、医師はそれらの情報や独自に患者と接したことによる情報に基づいて、診断し、治療方針を決定し、その実行について必要な指示をほかの職種に与える。それ故に医師の下に看護師が配置されるという組織は、その組織図の通りに実際が機能しているので有れば、医療活動を効率的に（医師の意向が尊重されて）、進める上では都合が良かったであろう。

しかし、たとえば病棟の看護活動は全てが医師の指示の下に展開されるわけではない。医師の治療方針を助けるためにも看護独自の看護計画が立てられる。中には医師の診断や治療方針がどうあろうと、独自に「看護診断」によって看護計画を含めた業務がすすめられるべきだという意見まである。このあたりのことは現在進行形であり、民主的集団医療論の中でどう位置づけられるかは、これから定まっていくことであろう。いずれにせよ、看護師の労働には独自のものがあり、全てが医師の監督の下にあるのではない。看護師は日常的に医師の指示に基づく診療介助労働と独自の看護労働に従事している。

一般には病院の管理ラインは、医師は各科別に、看護部門、医療技術部門、事務部門などがそれぞれ職種別にラインが形成されている。看護部門は総看護師長のもとに外来、入院の各病棟などの単位で看護師長がおり、その下に一〇数人から二〇数人の看護師が配置されている。これが一般的なラインであり、医師の指示の下に看護師が労働することについては、"ファヨールの橋"の理論(アンリ・ファヨール、フランス人、管理組織論の泰斗、一人の労働者に業務上の指示を与える上司は一人しか存在しないという管理原則から、医師の指示の下に看護師が労働することを、看護部門のライン管理の権限が一定限度で包括的に医師にゆだねられている、医師の所から看護部門のラインに線(橋)が引かれていると解釈された)で説明されてきた。

〈民主的集団医療を保障する管理〉

私は以前から病院における管理の現実のシステムは二重の構造を持っていること、医師を中心とした医療管理のシステムと職種別のラインに基づく業務遂行のシステムが二重に存在しており、前者を目に見える形で表現するものとしては、診療委員会システムが最適のものではないかと述べてきた（拙著「医療運動と事務」同時代社六五頁）。これは民主的集団医療を具現化するものであり、病棟や疾患別の管理組織でもあり得る。すなわち病棟方針や予算の単位となったり、症例検討やケースカンファレンスをつうじて医療方針を決定する場となったりする。この診療委員会の事務局長は事務職員が務める。この考え方はずいぶん前からのものであるが、いろいろなところで試みられているようなのだが、かならずしも全面的に発展してはいない。病棟担当の事務は配置されているが保険請求業務が離れず、あるいは、伝票整理などの雑用ばかりで期待された役割を発揮していない、事務局長をできるだけの水準の事務職員がいない、などの声を耳にする。しかし、遠からず電子カルテになる。保険請求も「看護診断」もいまとは全く違った形になるのではないか。

病院の労働と管理の現実をありのままにとらえて、それを可視的な仕組みにし、トータルに立体的に業務と運動が進められるべきであろう。医師は自らの担当分野を発展させようとする。しかし、その意図が看護部門などに十分に理解されなかったり、労働条件の問題とぶつかったりして、他の職種とりわけ看護師が「冷たい」と医師の側で受け止めるような場合も有ろう。しかし、だからといって医師の下に看護婦を置くような組織にするというのは、〟角を矯めて牛を殺す〝のたぐいではないか。民主的な集団医療は、各職種の患者のために積極的な医療活動を展開しようとする高いモラールを前提にする。

三、事務幹部と民主的集団医療

民主的集団医療は一般的にいわれるチーム医療を重要な一部とするが、それにとどまるものではない。それは、何よりもまず〟患者のためのもの〝でなければならないから、その意味では「患者を中心とする民主的集団医療」といっても良い。しかし、その具体的な内容は、患者の権利、人権の尊重、インフォームドコンセントなどを指すであろうから、そのように表現された方がよい。「医師を中心とする民主的集団医療」という表現は、確かに急性期医療がほとんどであった時代の産物である。その意味では介護や福祉の分野まで民医連の活動が広がっている今日、それらの全てにおいて医師を中心とするということは適切ではないところがあるであろう。しかし、今日でも急性期、慢性期を含む一般的な医療活動において、医師を中心とした民主的集団医療という、このことばは重要である。病気と闘う共同の営みにおいて、医療従事者が組織的に展開する労働過程は独自に存在するのであって、その労働過程がよく意志が疎通された民主的な関係の下に展開されているかどうか、は重大なことである。それを患者のために有効に機能させる上では、どんなことが問題でそれにどのように、事務幹部が関わるべきであろうか。

〔医療管理〕

まず医療技術管理、安全管理、いわば医療管理の問題がある。これには何よりもまず医師集団内部でのCPCや対診などのような相互点検がある。カルテなどの診療記録の管理がある。検査の精度管理、薬剤の管理、などほとんど全ての中央診療部と医局を結ぶ管理が必要である。安全管理、医療技術管理は病院長の、ほかのことはできなくてもこれだけは、という意味での、固有の業務である。医療管理の推進力は副院長の役割も含めて院長機能であり、それ以外の所からは推進力は生まれない。この補佐は様々の形で事務がになっている。医局担当副事務長、医局事務、、診療録管理士の専任配置。医局会議その他の医師の会議の手配、連絡などなど。病院の医療レベルを基礎的に決定するこうした分野について、事務幹部がきちんと理解し、対処することが必要である。

また、看護その他の職種についても事務が役割を発揮することはあり得る。一時期、看護部門担当の事務幹部がはやったことがあった。幹部不足で少なくなったかと思うが。

要するに事務職、特に幹部は民医連の内部における組織者、コーディネーターであることが期待されているし、そのように努力していくのでなければ、今後病院の中で事務がいられる場所はどんどん少なくなって行くであろう。電子カルテなどで従来の保険請求を中心とした医事という職種の必要性は、少なくともその数においては、大きく減少するであろうから。

〔地域との関わり〕

第二に、事務がもっとも医療との関わりで役割を果たさなければならないが、まだどうやっていったらよいかよくわからない分野が、共同組織、地域との関わりである。

川崎のケースでは、記者会見の主役は院長など病院の管理者であり、法人指導部ではなかった。この事件の病院から法人指導部への報告もかなり遅れた。理事会で医療の中身に関わって議論されることはほとんどなかったという。現行法上病院の管理（とりわけ医療管理）の最高責任者は院長であり、法人理事長は院長の管理が正しくないと考えたときには、院長を解任することができるだけである。最近私どもの病院で院長が、友の会のメンバーに病院でどのような安全管理を行っているかを説明したら、いたく感激されたという。院長はなぜ感動されたのか・・と当惑顔であった。

ことほどさように、公開しているつもりでも、月にいっぺんくらいは院所利用委員会をやっていても、もっとも近しい関係の友の会の人々にも、我々の医療活動の中身は、わかりやすく伝えられてはいない。保健予防活動などでは既に大きな成果を上げているが・・・。ともかく、この分野は多くを今後の課題としている。しかし、事務がもっとも地域の人々に近い感性を持っており、であるがゆえに地域に向けて医療を公開していく（個々のケースをという意味では当然ない）上で大きな役割を果たすことができるのは明らかであろう。

〔事務幹部の養成と政治的判断〕

以上のような役割を果たせる事務幹部への期待は大きい。しかし同時に、「それだけの事務幹部はいない」という声も聞こえてくる。いないとして代替策はあるのだろうか。医師や看護婦ははいなければどうにもならないから、資格さえ有ればということで確保対策に走ったり、それではやはり民医連医療を作れないということで医系学生対策や医師・看護婦の養成に努力したりしている。事務幹部がどうしても必要ならその確保対策や養成の対策が必要なのではないか。かって、医師などの職種は選べないけれども事務だけは選べるといわれた。いまでも事務を募集すれば一定の応募はある。しかし、昔のように労働運動や学生運動から事務幹部の候補者が供給されるということは、いまはない。ここでもいまや自前で養成して行かねばならないのであろう。

最後に、川崎や京都の事件にマスコミで接して、事件を公表する上での組織的な準備のほどはどうだったのか気になった。事務幹部は組織的・集団的な政治的判断を下すための準備ができなければならない。事実を集約し論点を整理する、しかるべき専門家の意見を事前に聴取するなども必要であろう。情報管理は危機管理の中心テーマの一つである。不測の事態を招かぬように予防的対策をとることは当然として、万が一の場合に備える危機管理体制を法人・院所などそれぞれのレベルで準備しておくことが大切と思う。

ぶらり探訪　奥の細道

【その1】歌枕を訪ねる芭蕉の旅

＊芭蕉忍者説？

元禄二年（一六八九）、芭蕉四六歳の春から秋にかけての奥の細道の旅は、歌枕を巡礼し新たな創造の糧を得ようとしたものであった。「松島の月先心にかかりて」とあるように、宮城県は、第一の目的地であった。ところが、約一五〇日の旅のうち、宮城県に滞在したのは、岩手山の一泊を含めて一〇日にすぎず、俳人との交遊もなく、有名な句も生んでいない。

一方、旅の三〜四年後に書かれた「おくのほそ道」では、四五章のうち八章が宮城県にあてられており、長期に滞在した山形や石川などよりずっと多い。

このあたりが「芭蕉忍者説」の「根拠」の一つにあげられている。仙台駅でおちあったお二人に昼食をとりながらきいてみた。元衆議院議員の庄司幸助さんは、東北の芭蕉の歩いたところはすべて踏破されており、坂病院友の会事務局長をしていた菊地誠太郎さんも坂病院友の会の「史跡をたずねる会」などで丹念な研究をされている。

「直接的な証拠のある話でねえんでねか」と庄司さんがいえば、「ああいう大芸術家がそんな仕事しますかねえ」と菊地さん。お二人とも歯牙にもかけておられない。

「芭蕉は仙台で大淀三千風《おおよどみちかぜ》とか、あてにした人に誰もあえていませんね」

「んだ。仙台案内したのは、三千風の弟子、画工加右衛門つう人だ。ただで泊れるとこなかったから、芭蕉は急いだんでねか」

「昔の人にしても芭蕉はすんごい健脚ですね。仙台→塩釜を壺《つぼ》の碑《いしぶみ》に寄り道して、四時間ですからね。そのうえ末の松山までいってんですね」

末の松山も古歌の名所である。

君をおきてあだし心をわが持たば

末の松山波も越えなむ　（古今集）

レンタカーで東照宮→中江→「十符《とふ》の菅《すげ》」(注1)→「奥の細道」といく。

この固有名詞の「奥の細道」というのは三千風らが設定したもので、仙台市東

仙台東照宮

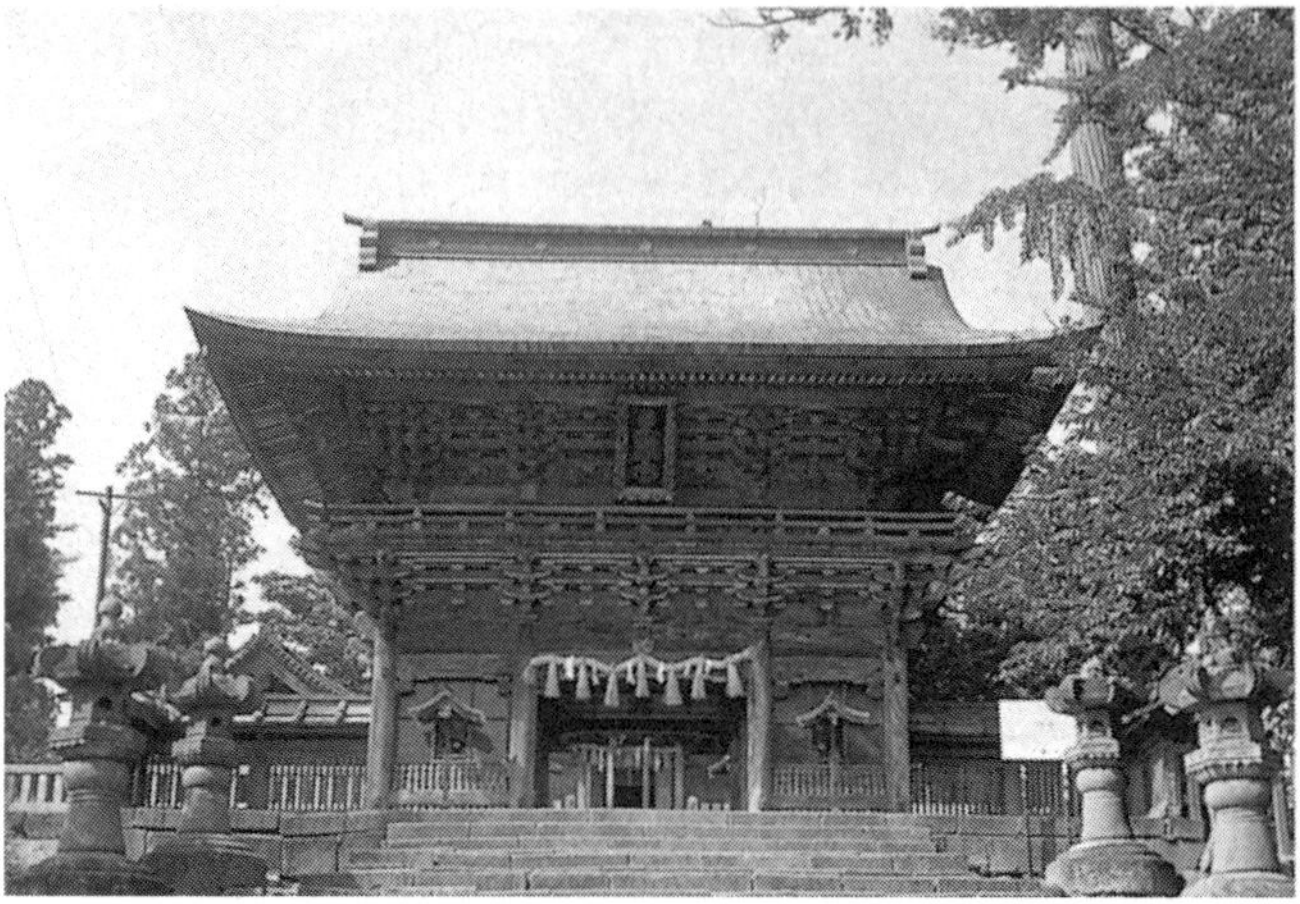

北郊、東光寺門前付近の七北田川（冠川）ぞいの道を指す。三千風は仙台で活躍した俳人だが、芭蕉が訪ねたときは郷里の伊勢に帰っていた。

重要文化財の仙台東照宮は、仙台空襲もしのいで創建時（一六四九）のまま。芭蕉もこれをみている。

＊多賀城跡

七北田川をわたったところで右に折れ塩釜街道を一〇分ほど走ると多賀城市浮島に陸奥国府（遠の帝）の跡がある。東京に出る前の一〇年は、そのそばに住んでいたので何度もきている。丘陵上に国府政庁第二期の礎石、土塀が復元されている。ほとんど変っていないなかで、城跡の古桜の衰えが痛々しい。

そこから岡を下ると「壺の碑」がある。このあたりは「仙台近郊第一等の名所」（司馬遼太郎）であろう。

この「壺の碑」は、正確には日本三古碑の一つ「多賀城碑」（注2）である。芭蕉がくる三〇年ほど前にこの多賀城碑が偶然掘り出されたとき、古歌などで有名な壺の碑と誤解され、そうよばれるようになってしまった。

多賀城碑としても真贋論争があった。

「一度ケチつけられっとやあ。真物だと証明するのは容易でねんだ」

「天平・宝字の修造つうのは、ほかの文献になくて、この碑文にだけあんですね。それが発掘で確認されてんですね」

今日では真物説が有力で、芭蕉のいうとおり「疑いなき千載の記念」である。近くの東北歴史資料館は一見の価値があり、そのかたわらの広いあやめ園は見事な花をさかせる。壺の碑によりそって、

あやめ草　足に結ばん　草鞋の緒

の句碑がある。

＊塩釜神社

「石の階《きざはし》九仞《きゅうじん》に重《かさな》」る塩釜神社表坂を上がろうとしたら、庄司さんは「おれ登んね」という。菊地さんも心臓手術したあとのことで、これは私の心得ちがい。裏側から駐車場に入る。坂病院が、いつもメーデー後に花見をする芝生の場所も、いまはずいぶんと草が茂っている。

文治三年藤原忠衡が、和泉三郎の名で寄進した宝灯は、いまもある。しかし文字のある扉の部分は鋳直したもののようだ。忠衡は藤原秀衡の三男で、義経に従って高館で戦死したといわれている。

年来、確かめたかったことがあり、水干姿の娘さんに「山片蟠桃（注3）の灯籠はどこですか」ときいたら、首をかしげられてしまった。菊地さんが禰宜《ねぎ》さんにきいたらすぐにわかった。

山門と中門の間にある巨大な升屋の長命燈が、それであった。

芭蕉より一〇〇年ほど後の時代、仙台藩の米一辺倒の経済はすでにいきづまり、大阪の豪商升屋による、いわば「銀行管理」状態に陥った。生涯升屋の番頭さんであった蟠桃は、仙台藩の財政再建と貸金とりたてに、何度も来仙したのであろう。

これも私が所在を知らなかった歌枕・籬《まがき》が島は、塩釜魚市場の東北造船よりにあった。島全体が神域であり、祭のときのほかは朱の橋が閉じられている。

＊松島　凄艶な夕景

我せこをみやこにやりて塩釜の
笆《まがき》の島にまつぞわびしき　（古今集）

「塩釜の魚の水揚げは、女川にも抜かれて県内四位ですと」
「塩釜が、さあ、どんな街んなんのか、政策的な見直しが必要なんでねか」
「塩釜の店は、神社にきたり、女部屋にくる一見の客を相手にするクセがついちまったんでないすかね」

郷土を愛すればこそ、その不振にたいする批判はきつい。

芭蕉が舟から上った雄島の磯は近年陸砂をしいたらしく、きれいになっていた。

松島の四大観といって、七ヶ浜町多聞山からの「偉観」、松島町富山からの「麗観」、扇谷からの「幽観」、鳴瀬町大高森からの「壮観」があるが、「壮観」が私は好きである。とくに夕日に島々がシルエットとなる時間帯は凄艶である。

近年、縄文時代の「豊かさ」が注目されてきたが、松島近辺は当時の人びとにはたいへん暮らしやすいところであったろう。大高森に近い日本一の規模の里浜貝塚に縄文の村が、近年復元され、新しい観光スポットとなっている。

＊路ふみたがえて　石巻

　奥の細道に「路ふみたがえて（道をまちがえて）」とあるところが、ちょうど三陸道の入口。自動車道に入ったと思ったら、すぐにパトカーが後ろについてくれた。安全運転。車中、「ハゼが高うなったねぇ」と庄司さん。松島湾のハゼは大型で、仙台ではこれを自慢にして干したものを正月の雑煮のダシとして珍重している。

「前には私でもけっこう釣れましたけれどね」とボート釣りを思いだしたら、「この頃は全然釣れなくなったんでがすと。一連五〇〇〇円くらいするんでないすか」と菊地さん。松島湾の水質も変ったのだろうか。

「芭蕉はほんとうに道をまちがえたのでしょうか」「んでねえ。ありゃ予定通りだべ。『あねはの松』と『緒だえの橋』にいかなかったことん、いいわけでねがな」

　いずれも歌枕として知られたところ。

「石巻では、芭蕉の評判は良くねえですね。『宿かす人なし』なんてウソついてってね。仙台藩は旅行者を勝手に泊めちゃだめで検断（大庄屋）に届けねばなんねかったんですね」

芭蕉が泊まった四兵へ（注4）宅跡が、今夜の宿、石巻グランドホテルらしい。

日和山に登った。最近あちこちでみかける芭蕉と曽良の像がある。萩が花をつけていたが、つつじの季節のほうが、この丘は美しかろうと思われた。

注1　編み目が一〇ある菅菰（すがこも）の材料の菅のことで、その特産地を指す。

注2　日本三古碑の一つ。他は「多胡碑」（群馬県）「那須国造碑」（栃木県）。西行の「陸奥の奥ゆかしくぞおもほゆる壺の碑そと浜の風」などにある歌枕としての壺の碑は、「都母（つも）の碑」を指し、坂上田村麻呂が「都母」（青森県上北郡七戸町付近と推定されている）の蝦夷を征服した記念に建てたものという。

注3　山片蟠桃。一七四八〜一八二一。大阪の町人学者。近代的合理主義の先駆者といわれる。主著「夢の代（しろ）」。

注4　曽良旅日記によれば、松島から石巻に向う途中の矢本で、コンノ源太左衛門に親切にされ、石巻の四兵へ方を紹介されている。

【その2】平泉から立石寺へ

*北上川ぞいに広がる美田

現在、石巻市内を流れている北上川は、迫川、江合川を合流させた人工的な川である。芭蕉来仙の六〇年ほど前の、川村孫兵衛の治水工事による。これによって石巻の港と町が生まれた。

仙台藩の治水と新田開発は伊達政宗の時代にはじまっている。河川が氾濫する荒野が良田となり、藩の実収は、表高六二万石にたいし一〇〇万石をこえた。米は貞山運河や北上川、迫川、江合川などの水運によって石巻に集められ、河村瑞賢のひらいた東廻り航路から江戸に送られた。「武江年表」は「今に江戸三分の二は奥州米の由なり」と書いている。

仙台藩の現金収入の四〇%ほどはこの廻米から上げられた。仙台藩は、徳川三〇〇年の間、米を、米だけをつくりつづけたかのようである。

北上川ぞいに収穫まぢかな美田がひろがっている。

「芭蕉のいう『心細き長沼』っつうのがどこだか、わかんないんすね」と菊地さん。

まだ、干拓されないところが残っていたのであろう。
北上川の土堤上に、登米で芭蕉が泊った検断屋敷跡が示されている。

＊炎たつ平泉

藤原三代の栄華は、近年ＮＨＫ大河ドラマ「炎たつ」になった。中尊寺金色堂は、あまりに有名である。ここは、こまかく見たい。螺鈿《らでん》のみごとさ。仏像の気品。宋版一切経。ほとんど独立国家であった当時の奥州は、恐らく独自の海外貿易も営んでいたのではないかと思われる。

発掘・復元された毛越寺の浄土庭園もみごとなものである。高館にのぼる。義経像をおさめた堂がある。

「平泉は、守りやすいところではないですね」「んだ。藤原氏は平和的政権だったんだな。頼朝にあっけなく負けたんも、片方は源平のいくさで訓練されてっし、奥州方はいくさしたことねえんだもの」「この高館だけが少し要害なのは、やっぱり、義経は、いくさ知ってたからでないすかね」

平泉の章でも、「おくのほそ道」にはフィクションと省略が多い。たとえば「二堂開帳」とあるが、経堂は別当不在で見ていない。芭蕉は、あえて事実をはなれて、藤原三代をしのび、「国破レテ山河アリ」の杜甫の詩を思い出し、眼前の草に思いと視線を集中する。

夏草や兵《つわもの》どもが夢の跡

「義経はいい軍人だったかもしんないけんども、政治オンチだったんだな」

五月雨の降り残してや光堂

この句には、壺の碑の章とひびきあって、不易（変わらざるもの）への芭蕉の思いがこもっているようだ。

＊岩出山の政宗

岩出山城跡に、以前仙台城にあった政宗像が移されていた。私が仙台にきた一八歳のときに見た像である。

政宗は、ほぼ一一年間、岩出山にいた。秀吉の小田原攻めへの参陣に遅れ、芦名氏との戦いを私闘とされて減封。葛西・大崎一揆へのかかわりを危くしのいで、米沢から転封されたのである。ここにいた時期、政宗は領内の新田開発、道路、河川の整備、千代築城をすすめる。

政宗の一生からは、「野心」と「徒労」という言葉が浮かんでくる。

「そんでもなあ。あんだけ人騒せなことやっても仙台藩つぶさなかったつうのは、えらかったんだべな」

岩出山は、政宗の仙台移転後、一門伊達氏の所領となる。明治維新後、ここの伊達氏は、北海道石狩郡当別の開拓にのり出す。本庄睦男の「石狩川」は、この史実にたって、困難な時代の指導者像を描いた名作である。ちなみに、民医連の阿部昭一会長の御先祖もここの出身。旧有備館（日本最古の現存する藩校）は、おもむきのあるところである。芭蕉たちはここで一泊するが、次の予定をとつぜん変え、現在の中山峠越えの道をめざす。

＊高山森々、尿前《しとまえ》の関

芭蕉と曽良は、尿前の関で怪しまれ、苦労したらしい。関所あとは、きれいに整備されている。それにしても、尿前というのも妙な地名である。まったくの思いつきだが、アイヌ語に関係はないのだろうか。東北にはいくつかアイヌ語源の地名がのこっている。

堺田に「封人（国境を守る役人）」の家がある。なかに入ると芭蕉が泊まったであろう部屋が明示されている。

「だけんども、どうも、ここにも泊んなかったつう説があんだな」

曽良日記には、「宿（和泉庄や新右衛門見也）」と記してある。これも文の流れによる虚構かも知れない。それでも

蚤虱馬の尿する枕もと

の風情は十分にしのばれる。

山刀伐峠《なたぎり》は、いまもまさしく「高山森々として一鳥声きかず、木の下闇茂りあひて、夜る行がごとし」である。

「ここが一番、奥の細道のころを残してんでねがな」

庄司さん御推薦の場所である。

＊絶唱の地、立石寺

芭蕉が何日も泊まった鈴木清風は、紅花大尽である。口紅などの原料となるこの花は、山形の村山地方が最も適地であったらしく、大規模に栽培された。紅花は、花餅にまで加工されて、最上川を下り、酒田から京都に送られた。紅花は、あざみににた黄色い花をつける。

まゆはきを俤にして紅粉《べに》の花

は、この花の姿形を詠んだものという。

立石寺は、ふつう山寺といわれる。岩山のあちこちに堂がある。慈覚大師円仁の開基と伝え、円仁がそこで入滅したという入定窟がある。学術調査したところ、頭部のない人骨（複数）と高僧の風貌を示す、すぐれた頭部彫刻が発見された。

いまは、仙台、山形から観光客が常に訪れ、とても「佳景寂寞として心すみ行のみおぼゆ」というわけにはいかない。

閑かさや岩にしみ入蝉の声

の絶唱は、初案「山寺や石にしみつく蝉の声」から推敲を重ねて得られた。

白糸の滝は青葉の隙〳〵に落て、仙人堂岸に臨て立

水みなぎって舟あやうし

五月雨をあつめて早し最上川

この文と句が絶妙な効果をあげている秀句も、はじめは「五月雨をあつめて涼し最上川」という歌仙の発句であった。俳句のことは何もわからないけれども、最も自然に、ぴったりと感じる表現は、多くの場合、まさに苦吟なのであろう。

最上川には、アユを釣る人の姿がみえた。

【その3】出羽三山から象潟へ

＊修験道の聖地、羽黒山

羽黒山は、国府のおかれた庄内平野あたりからみて、もっともめだつ山であり、「伊氏波神《いでは》」すなわち出羽の国魂がまつられたものであるようだ。

崇峻天皇の皇子能除太師《のうじょ》（蜂子皇子《はちこのみこ》）を開山とする修験道の聖地である。ここの歴史博物館に蜂子皇子の画像があるが、まるでカラス天狗の親分のようにえがかれている。崇峻天皇は、記紀の世界では珍しく、はっきり暗殺された（蘇我馬子に）とされる天皇である。その子蜂子皇子は、政変をのがれて羽黒山に入り、羽黒山修験道をはじめたと伝えられる。

この伝承は、修験道が独立した山伏の道となったのが一三世紀のことというから、もとより史実ではない。しかし神社の境内の鏡池からは、平安時代以降の古鏡がおびただしく発見されており、信仰の地としての古さを示している。

芭蕉は、羽黒山の南谷別院に泊まり、月山、湯殿山を訪ね、歌仙をまいている。

有難や雪をかほらす南谷

は、その発句である。

＊月山と湯殿山を往復!!

旧暦六月六日（新暦七月二二日）、芭蕉と曽良は、月山（標高一九五七メートル）に登っている。私は、三度ほど月山に登っているが、この時期にはすでに九合目あたりの高山植物もかなり花を咲かせていたのではないか。

もっとも、いまは八合目まで車でいけ、二時間と少しで山頂にたてるが、芭蕉たちは羽黒山から「氷雪を踏みてのぼる事八里」「息絶え身こごえて頂上に至」るきびしい登山であったことであろう。「氷雪を踏みて」は、あながちうそではなく、月山の大雪渓は夏スキーの名所である。

はじめて月山に登ったとき、帰路は夕方になった。八合目にもどったとき、眼下の雲を、日本海に沈む太陽が照らし、赤銅と鬱金をまぜたような、なんとも荘厳な夕焼けをみた。

雲の峰幾つ崩《くずれ》て月の山

湯殿山の神体は、輝石安山岩塊をふくむ泥流の一堆頂であり、そこからお湯がわき出している。芭蕉のころは「此山中の微細、行者の法式として他言することを禁ず」であったが、いまは絵葉書も出ていることであり、こう記しても神罰は下るまい。

芭蕉は、月山山頂の角兵衛小ヤにとまり、湯殿山に下った。そこから鶴岡に出る道もあったが、芭蕉は月山に登り返し、「及暮、南谷帰」っている。曽良は「甚《はなはだ》労《つか》る」と書いているが、誠に健脚である。

芭蕉がここで書いている「月山刀」について、その後のことを大阪市立博物館で偶然知ることができたので、蛇足ながら記しておく。

南北朝から室町末期まで、出羽三山は大きな経済力と武力をもっていた。その背景の一つに月山派と呼ばれる刀工たちがいて、綾杉肌という特殊な鍛え肌をもって知られた。江戸期、羽黒山伏は独自の武力を失い、月山刀工も衰微するが、江戸末期、山形県河北町の月山貞吉が大阪に移り、現代につづく日本刀の一大流派「大阪月山派」の基をひらいたという。(「出羽三山信仰と月山刀工」による)

＊本間様の酒田

今回のかけあるきでは、山寺・出羽三山には、いっていない。芭蕉のあとを忠実にたどるのなら、山寺をみたあとで一泊。羽黒山→月山登山→湯殿山から鶴岡

明治につくられた酒田の山居倉庫

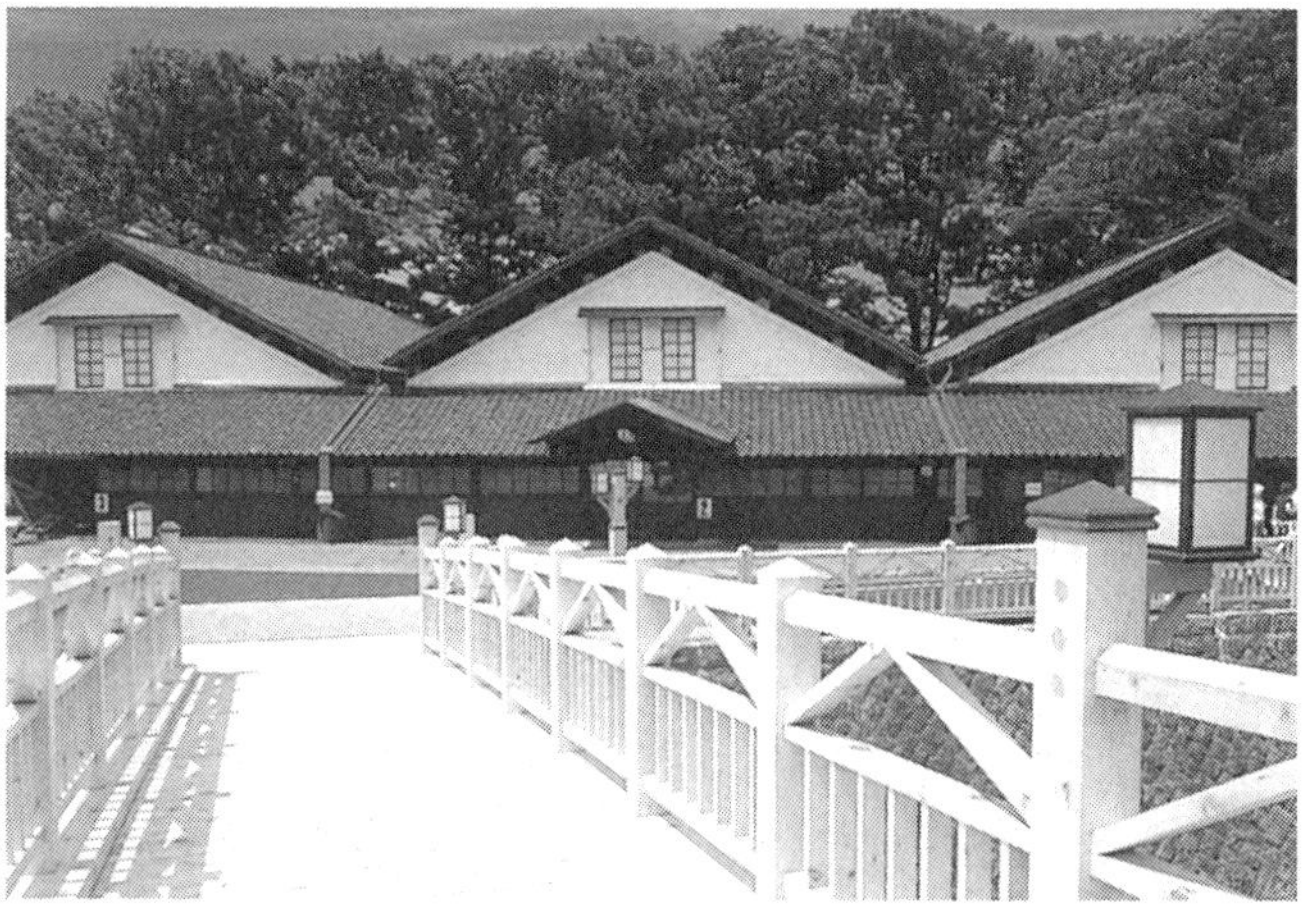

に出て、もう一泊が必要になる。尾花沢から最上川にそって酒田に直行。

酒田といえば本間様。「本間様には及びもないがせめてなりたや殿様に」と歌われた。本間病院は、その一族である故本間誠医師によって民医連に加盟した。今日、鶴岡医療生協と連携をつよめて、民医連運動を前進させている。

急に頼んだ宿であったが、親切で生きいきした旅館（市役所近くの若葉旅館）である。

「庄内つうのはいいとこだな。米は宮城とどっちがうまいかな」

このあとは、農林省に勤めていた調査統計の専門家である菊地さんの独壇場。庄内の余目周辺の米は、水晶米と称される。「大山」など良い酒もある。

東北は江戸時代の影をひきずっている。山形県などは典型で、鶴岡（酒井一四万石）、山形（最上氏改易のあとは、二万石から五万石まで一三の大名家が交替）、米沢（上杉一五万石）の三地方で人文・気風がかなり違う。

米沢には民医連がなく、鶴岡と山形は月山がへだてている。そこで山形県民医連の理事会は、両藩のさかい目の湯殿山ホテルでひらく。

本当かどうか、ある人が「鶴岡では、候補者が士族か平民かで一万票違うんだ」といっていた。

最近、経営者の間で上杉鷹山と並んで本間光丘が注目されている。本間家三代光丘は、たんなる商人ではなく、明和四年以降、庄内藩の財政再建にも腕をふるう。

困窮した農民に資金を貸し、返せないと小作にしていった結果、第二次大戦前まで日本一の大地主となる。もっともその方法は強引でなく、西浜砂防林を私費で造成するなど生産力の向上との調和がはかられたようで、百姓一揆はなかったという。

芭蕉の泊った医師淵庵不玉《えんあんふぎょく》の家のあと、本間美術館、土門拳記念館などみるところは多い。最上川河口の夕景をみた。

＊九十九嶋は名残りの象潟

鳥海山を右手にみながら国道7号を北上すると、県境のあたりが、歌枕の「有耶無邪《うやむや》」の関のあと。異説は、出羽と陸奥の境、笹谷峠がそれという。鳥海山の溶岩流が、断崖となって日本海に切れ落ちるきわのけわしい道が旧街道であるらしく、山形県側からの案内版には、「有耶無邪関跡」と表示されていた。

歩いて秋田県の方に抜けたが、途中それらしき表示はなく、秋田よりの案内版には何もかかれていなかった。まさしく、うやむやに消えてしまった。意識的にこうしているのだとすれば、素晴らしいユーモアである。

「俤《おもかげ》松島にかよいて、又異なり。松島は笑ふが如く、象潟はうらむがごとし」の地形は、芭蕉がここを訪れた一一五年後（文化元年、一八〇四年）の大震災による大地の隆起で一変している。

稲田のなかに松のある小丘がいくつかみえ、それがかつての「象潟九十九嶋」の名残りであろう。皇宮山蚶満珠禅《かんまんじゅぜん》寺には猿丸太夫姿見の井戸から、しんらん聖人腰かけの石、などなどいろいろのものがある。松の巨木の下にねむの若木がめだつ。

象潟や雨に西施《せいし》がねぶの花　（芭蕉）

象潟の桜は波にうずもれて

花の上漕《こ》ぐ海士《あま》のつり舟　（西行）

「芭蕉は西行をしたって旅をしたんだけんども、ここでは西行をこえたんでねがな」

芭蕉が「いかなる事にや」という神功皇宮の御陵は、まったく消しさられている。寺の境内に二ヵ所小高いところがあるが、何の表示もない。見せてもらった町で出している資料にもふれられていない。明治以降の国家神道の時代の影響であろうか。

◇

帰路は、山形まで南下し、新しい自動車道で仙台にむかった。途中、自衛隊基地のある神町を通る。「私、一九歳のとき、ここで陸軍の特攻飛行機の訓練をうけてたんです」「おれは、海軍だったな」「ソリで離陸して着陸する訓練なんだけんども、雪でどこが滑走路かわかんねし、とまんないんですね」

いまここで、ゴラン高原派遣部隊の訓練が行なわれている。

戦後五〇年の年の奥の細道、かけあるきの旅、おしまい。

【追記】この旅は九五年五月のことです。文中の発言は、すべて筆者の責任による創作です。実は、庄司さんは日程のつごうで第一日しか参加しておられません。もちろん、お二人の話から、おおいに示唆をうけておりますが、お二人の語り口をかりて私見を述べたものとうけとって下さい。お二人の御寛恕をお願いし、御礼申し上げます。

第三章　いまこそ民主的管理運営の旗を

はじめに

「民医連医療」二〇〇四年六月号に岩本鉄矢全日本民医連事務局次長の論文「『民医連における院所の民主的な管理運営の今日的課題』（以下「今日的課題」）の今日的検討」が載っています。これは、「管理運営問題についての今日的な議論を巻き起こす」ために「ボコボコにされることを覚悟して」問題提起されたものということです。私は岩本氏をイジメルつもりは毛頭ありませんし、「今日的課題」についての問題意識も共通するものがほとんどです。しかし、管理問題がいま問題になっている状況とそれの民主的管理運営論との関わり、また「今日的課題」の評価と影響については、もう少し違った角度からの検討も必要ではないか、と考えて議論に参加します。

一、医療管理と民主的集団医療

いまの管理問題の中では、まず医療管理が問題かと思われます。

川崎協同病院や京都民医連中央病院の事件をみますと、「ふつうの病院でも行われているような医療管理が、川崎協同病院や京都民医連中央病院ではきちんと行われていなかったのではないか?」という疑問がわくのも無理からぬことでしょう。そして民医連の方針をひっくり返してみると、管理問題に正面から対応しているのは「今日的課題」しかない、しかしそこでは医療管理の問題はほとんど扱われていない、となれば「いったい全日本民医連は何をやってきたのだ!」ということにもなります。確かに、私も長く全日本民医連の仕事をしてきましたので、そういわれれば返す言葉はごく小さな声になります。医療管理について一定追求している全日本民医連の文書は、おそらく「一九八九年医療活動委員長会議の問題提起」でしょう。また、医療事故に関連しての方針も出てはいます。しかし、これらを追加したとしても「民医連における医療管理について」という方針が作られなかったということは本当に残念でした。これはきちんと作るべきだと思います。

まず、「医療管理」と「民主的集団医療」の関係が問題です。

川崎協同病院の問題は、医師のパターナリズムが温存され、薬剤師や看護師などからのチェック機能が正しく働かなかった、すなわち、管理者の医師に対する指導援助も含めて民主的集団医療のシステムが機能しなかったことが主な原因、と私は考えていますが、間違っているでしょうか。確かに、ある医師の診療スタイルや他の職種との関係について前から問題の所在に気づいてはいたが、その医師にやめられたら困るために強く指導できなかった、ということが考えられます。しかし、これは民主的集団医療の問題とは関係のないことではないでしょうか。ちゃんと医師指導ができないことの口実に民主的集団医療という言葉が使われたとしたら、言葉の方が気の毒です。個々の医師の医療のあり方の管理は、突き詰めていくと「その医師がやめてもかまわない」という覚悟を管理部がはっきりと共通認識として持つのでなければ、貫徹できません。従って当然、妥協もあり得ます。それでも、患者の安全や事業所の地域評価に関わるような問題では妥協はできません。これは管理問題としては、トップの見識の問題ではないでしょうか。

京都民医連中央病院の問題は、ある職場が独自の判断で検査しないことを決めてしまい、結果として不正請求が生じた、ということとして私は理解しています。これは確かに、誰が何を決定する権限を持っているのか、が不明確な民医連的特徴と関わっていると思います。しかし、これも、その職場と医師集団および管理者との意思疎通がきちんとできていたら、また違った状況になっていたのでは、と思われます。要するにこの二つの問題からは、まず、ふつうの病院で行われているような常識的な医療管理や集中は民医連でも当然に行われるべきだということと、民医連の優れた到達である民主的な集団医療をもっと機能するように磨きをかけなければいけない、ということになるのではないでしょうか。

二、「今日的課題」の評価

「今日的課題」の内容に「医療管理」が弱いこと、管理者の指導性の問題や院長の役割が十分展開されてはいないことなどは、実はこの方針が決められたときから指摘されていました。私は当時まだ若手の事務幹部の一人でしたが、八〇年頃に開かれたこの「今日的課題」の案の段階での検討会議に出席して「医療管理が云々」と生意気なことをしゃべって、田中光春氏に応援的な発言をしていただいたことを覚えています。それでも、この方針はそれまで「運営」問題としてあつかわれていたことを「管理」問題としてあつかったという点で画期的でした。

また、職員の生きがいと民医連の目的を結びつけるものとして民主的管理を位置づけたことは、いま徐々に始まっている職員の目標管理についての民医連的な切り口を示すものにもなっています。全日本民医連はその後、民主的管理運営の関係では、職員の民主主義の能力というかなりきつめの考え方も打ち出しました。

どのような方針も、その時代の制約を免れることはできません。しかし、今日的な管理問題の状況をもたらした原因が「今日的課題」の不十分さにあるというのは、少しフェアでないのではないかと思います。せいぜい遠因の一つといったところかと思います。この問題を論ずるならそれ以後の総会方針や評議員会方針なども含めて考えるべきです。

確かに「職員の民医連運動についての理解」の水準は、「今日的課題」の頃よりもさらに下がっているかもしれません。しかしそのことは、「今日的課題」がいうように「民医連の基本的な民主性」を職員の生きがいと結びつけて「具体化」することの重要性をいっそう強調せねばならない、ということではないでしょうか。なぜなら、民医連運動は職員が主たる担い手の運動であり、自覚的に民医連運動を担う職員が存在しなくなったときには、その組織形態が医療法人であろうと生活協同組合であろうと、民医連運動は死ぬのですから。

三、管理における民主と集中

次に、民主と集中という問題です。

合意による方針決定ということは、県連の長期計画とか事業方針を決定する場合においては追求されています。また、職場の年度方針においてもめざされています。それはその方が力になるからです。全体の方針の意義がわかり、それに共感し、自らの目標と企業目的が一致したときに職員のモラールは高まります。

しかし、職場の方針を決定できる権限は、問題によっては上司の承認を受けて、職場長にしかありません。これは労働契約によって企業が取得する労働力の処分の権限が職場長にゆだねられているということであって、民医連の方針でどうこうなるものではありません。職場責任者への意見や情報の集中、職場責任者を補佐する主任などを含めた職場管理会議での検討などは、民主のようではあるが職場責任者の決裁を助けるためのものである、というのは当然の常識です。また、たとえば多職種型のカンファレンスや他の職種からの医師への情報集中も民主ですが、治療方針の決定権が医師にあることが変わるわけではありません。つまり他の企業と同様に、労働契約に基づく労働関係が成立している以上、また法律上医師の権限がはっきりしている以上、民医連事業所においても、管理者の指揮命令権や医師の治療方針の決定権などは当然の前提です。

「今日的課題」の当時にもこれは自明のこととされ、当時の一般的な経営の世界ではやっていた「命令ではなく動機付け」、「いかにモラールを高めるか、労働者の達成感、働きがい」などの近い考え方があるのか、などとかってに思っていました。

時代は変わり、一般的な経営の世界ではそんな悠長なことをいっている余裕はなくなり、リストラの風が吹き荒れ、権威主義的で命令的な管理論が幅をきかせています。こんな時だからこそ、民主的な職場風土、民主的な管理運営が強調されるべきではないでしょうか。

四、民主と集中をさらに具体的に考える

岩本論文では「構成員の合意」を「民主」とし、「合意ができない場合の専決決裁」を集中としています。私は上記の三のように考えていますが、より具体的に実例で考えてみます。

実例A：ある病院で回復期リハビリテーション病棟を開設する計画でした。今年の診療報酬改定で亜急性期病棟が導入され、管理部は診療報酬上有利なのでそれに切り替える方針を決定し、現場に提起しました。現場は医師も含めてこれまでの検討経過を無視していると反発し、二ヶ月近くの議論の末、管理部が方針を撤回しました。

実例Ｂ：薬物治療に積極的な医師が、使用する薬についての情報を薬剤師に十分提供していないという苦情が管理部にあがってきました。管理部会議で検討し、新しい特別な薬による治療については、薬剤師への情報提供も含めて原則として、その薬剤による治療についての院長決裁の一週間後から始めること、またその医師に院内薬事委員会の責任者を要請することになりました。

実例Ｃ：ある病院がマイナス自己資本という事態となり、再建三カ年計画を作って自己資本比率一五％まで回復しました。そのために、材料費・経費の削減はもちろん、人件費もかなり引き下げました。四年目も同様の路線で進めたら医師などかなりの数の退職が発生しました。

実例Ａについて、これは岩本氏が言うような意味での「民主」、あるいは必要な妥協であると思います。この場合に「専決決裁」したら、職員の「離職の自由」が行使され収拾のつかない事態になったかもしれません。医療機関の場合はとりわけ「どんな医療をやっていくのか」についての医師をはじめとする職員の合意が大切ではないでしょうか。

実例Bについては医療管理の問題であり、患者の安全にも関わることです。従って職員には、このようなルールには無条件で従っていただかねばなりません。従えないのであれば退職していただくこともある、という前提で議論がされます。

実例Cのような危機管理はあり得ることです。民医連において集中が前面に出る、あるいは、少しニュアンスは違うかもしれませんが、トップダウン型の管理が必要なのは経営危機管理の場合です。これはほとんどの場合、リストラ型減量経営と一体になっています。しかし、私のこれまでの実感では、こうした管理は二年が限界のように思われます。トップが方針を決定し、それを下部に徹底するのがトップダウンだとすれば、これは治療方針の決定権を医師が持っている医療機関の場合、もともと限界があります。それよりは情報を十分に提供し、全体的な必要な課題を明らかにし、それを達成するためにそれぞれの医師が何をすべきか自ら考えてもらう方がずっと効率的ではないでしょうか。他の職種の職員についても同じことです。

ボトムアップというのは、私の理解するところでは、明確な課題認識、方向性の明示などトップの政策能力の高い水準を前提にするものではないかと考えます。全体の進路は、職員全体のアンケートで決まるというものでもありません。

私は、政策的に方向性を打ち出し、職員の合意を形成することのできない人が専決処分をして職員に押しつけたら、事態はかえって悲惨なことになるのではないか、と憂います。私は、優秀な誰かがいま職員の十分な理解のないまま決定するよりも、半年遅れてでも職員の理解と納得によって決定される方が、少なくとも誤りをより避けられると思います。私は、いま民医連の中では世間一般で行われている当然のことさえ行われていない状況があることを認めます。管理の常識が理解されていない状況もあるでしょう。それはそれとして改善しなければなりません。しかしそれは、民主的管理運営という方針の問題ではありません。たらいの湯と一緒に赤子を流したくはありません。

全日本民医連の「医療・福祉宣言」が「営利を目的とせず、自主的に設立し、民主的に管理運営する多様な事業の発展方向をさらに追求します」と述べているとおり、民主的管理運営のさまざまな側面を、それぞれに深く探求していくことが大切なのでしょう、論議の発展を期待します。

【資　料】

「民医連における院所の民主的な管理運営の今日的課題」の今日的検討

岩本鉄矢
全日本民医連事務局次長
山形・庄内医療生協副理事長

はじめに

一九八一年三月、当時の全日本民医連経営委員会から『民医連における院所の民主的な管理運営の今日的課題（案）』が発表されました。そして、その年の五月二八・二九日に開催された「民主的管理運営検討会」での審議を経て、同年一〇月の理事会で方針として決定されました（『民医連資料』一九八一年一二月号収載。同文章は以下、『民主的管理運営』と略）。『民主的管理運営』は、管理運営問題について体系的にまとめられた文章であり、その後長期間にわたって全国の民医連事業所での管理運営の教科書的な文書となってきました。しかし、発表から四半世紀近くが経過した今日、民医連事業所での連続した事件の発生や医療事故対応の不手際の発生という形で、管理運営のあり方が社会的に問われる状況が生まれており、管理運営の考え方の見直しが迫られています。

二〇〇二年八月に開催された第三五期第二回評議員会方針も、「この間組織規模の拡大に見合った管理運営の習熟や整備が十分でなかった」と総括し、特に「トップマネージメント能力を高めることの必要性」を強調しています。その上で、全日本民医連理事会として「管理運営問題にかかわる今日的な課題の検討を行い、あらたな方針を準備する」ことを決定しました。

方針を準備するにあたって必要なことは、全国的な規模で民医連組織の管理運営問題についての議論を巻き起こすことです。本稿は、そうした問題意識に立ち、議論の発火点になることを願って記述する「叩き台」であり、文字通りボコボコに叩かれてサンドバッグ状態になることを覚悟してのものです。

なお、問題の性格や京都民医連中央病院での事件対応の現実を考えると、民医連の綱領や規約についての議論も必要なのですが、それは別の機会にまわすことにし、今回は『民主的管理運営』に限定して問題提起を行います。

1．「民主」に偏重した管理論

○状況変化への対応の遅れ・組織的対応の欠如

『民主的管理運営』は冒頭で、「管理運営面での民主と集中を一段と前進させるうえでの重点課題を具体的に提起」することが目的と述べています。しかし、幅広く意見を集約し構成員の総意に基づいて方針を決定することを「民主」と理解し、決定された方針を徹底したり、合議できない場合に課題の専決決済を行うことなどを「集中」と理解すると、同文書の大部分は「民主」に割かれており、「集中」についての方針はほとんどありません。

民主的管理運営とは、①院所・職場の方針を職員の主体的な生活目標に高めることと、②患者・地域住民の理解と信頼を得ることであるとし、「分業が拡大する中での全体の意見集約と方叶への反映」「専門領域における権威と独自の技術的要求を持った集団である各職種の対等平等な人間関係に基づく協力の実現」が目的であるとしています。営利企業における管理論との差異を際立たせるための強調とも思われますが、実際の組織は「民主」だけでは機能しません。組織が各分野やレベルに応じて管理者を任命して管理権限を与えているのは、日常的な組織運営のすべてを構成員の合議によって進めることは現実的ではないからです。

民医連では、法人や事業所の長・中期計画や年度方針といった組織の基本方針の決定は民主的に行われなければなりません。全ての民医連事業所で作成することを呼びかけた「医療・福祉宣言」も同様に、全職員と共同組織が参加した“作る過程の重視”を強調しました。しかし、目標や計画を組織構成員で共有し、個々の職員が担当分野で目標の方向へ向かって奮闘しさえすれば、自然と組織全体の目標が達成されるわけではありません。組織の主体的な条件も組織を取り巻く環境も時々刻々と変化しており、目標達成のためには変化に対応した方針変更や調整が常に必要になります。勿論、目標設定の過程で様ざまな変化についても予測として織り込まれていますが、事態がその予測通りに動くとは限りません。特に患者対応が中心である医療現場の仕事は予測不能な事態が頻発します。

状況が変化するたびに、日常業務を中断して対処法を全体で相談することはできません。そこで組織は、そのレベルに応じた管理者を配置し、その人に決済権限を与えています。管理の立場にある者が必要な決済や評定を行わなければ、日常運営そのものが滞り、個々の職員による恣意的な判断が横行して組織の体をなさなくなります。

○民医連運動の理解の職員間の差異

また、『民主的管理運営』では、職員全体が「働くひとびとの健康と社会の進歩に貢献することや革新統一戦線の強化に貢献する」立場に立っていることを前提とし、そうした職員の意見を汲み上げることを管理の最大の眼目としています。しかし、民連の結成当時とは異なり、「入職後の教育学習によってはじめて民医連綱領の内容を知る」職員が大部分であり、「職員の民医連に対する理解と納得を高める努力」は進められているものの、方針が伝わっていなかったり理解が十分でない職員が少なくないのが現実です。そのため、組織目標から逸脱した行動や不適切な業務遂行が発生する可能性が日常的に存在しています。

ですから管理者には、決済権限と同時に部下に対する指示・命令権限が与えられており、指導や教育にとどまらず、日常業務の監督が重要な職務と位置付けられています。さらに、組織方針からの重大な逸脱に対しては、就業規則に基づく懲戒の行使を上申する権限も与えられています。職員が民医連の組織方針の立場に立てるようにする努力を不断に進めることは必要ですが、現実の到達状況に目をつぶって「民主」のみを強調する方針には無理があります。

また、「集中」に関する議論が弱かった背景としては、『民主的管理運営』の発表後数年の間に、山梨勤医協や福岡・健和会で倒産あるいは事実上の倒産事態が発生し、その最大の原因が「トップ管理者による専横的組織運営」と総括されたことも影響し、その後長期間にわたって「集中」に関する議論を回避させることになってきたのかもしれません。

2. 事務幹部に偏重した管理論の問題

『民主的管理運営』は形式的には、院所長が医療機関の最高管理責任者であり、とりわけ「医療管理」については副院長などの協力を得て、その任にあたる必要があることを確認しています。しかし、現実的な問題としては「基本的には診療片手間の管理がほとんどであり……各分野ごとに権限の委譲を大胆に行いながらそれを巧みに集中することに習熟しなければ」院所長機能遂行は困難であるとして医師管理者の診療最優先スタイルを是認し、それを前提とした管理論となっています。

そこで管理者たる院所長に具体的に求められていることは、理事会・常務理事会への参加のみです。

その結果、実際の管理行動や管理責任の大部分を事務幹部が担わなければならない方針が打ち出されています。具体的には、「事務長の院長補佐としての任務は、副院長や総婦長のそれと比較して、特別に重要な比重を占めています」「とくに、民医連院所における事務長の任務と役割の重大性は、その質量において、一般の医療機関におけるそれとは、比較にならないものがあります」と位置付け、「狭い意味での経営管理能力だけでなく、診療管理、看護管理に精通するよう能力向上をはからねばならない」とし、実質的に経営管理と医療管理の両方を事務長に委ねる管理論となっています。

医療内容が高度化し、医療活動の範囲が拡大する下で、経営管理のみならず医療管理まで事務長に委ねるこの方針は全く現実離れしています。毎回のように全国総会方針に盛り込まれてきた「必要な事務幹部の不足」で言う「事務幹部」が『民主的管理経営』が求めている事務長像だとすれば、無い物ねだりの感が否めません。医療管理に精通した事務長などはごく希な存在であり、現実的には経営管理を主要な任務としている事務長が大部分です。その結果、組織全体としての医療管理に責任を負っている管理者は誰もいないことになってしまいます。昨今の民医連事業所における事件は医療管理の不備が最大の原因であり、上述の民医連の管理運営方針上の不備と重なって見えてしまいます。

経営管理責任者とは別人格の医療管理責任者を配置し、医療管理のために必要な時間保障と管理基準の整備を進めることこそが必要ではないでしょうか。

3. 医療管理と経営管理のバランスの重要性

○経営管理偏重は医療の質の低下を招く

医療事業は保険診察による収益に基本的に依拠する事業です。そのため、他の事業とは異なる特性があり、その特性に配慮した管理運営が必要です。

特性の第一は、医療行為の価格は診療報酬制度によって決定されており、市場原理によって価格形成が行われているのでない、ということです。市場での価格形成とは、形が良くて大きく糖度も高いリンゴは、形がいびつで小さく味も悪いリンゴより高い価格で売れる、ということです。一方、診療報酬制度による価格をCTスキャン検査を例に挙げて述べると、最新式の高精度の機械を使って親切な技師が撮影した価格も、減価償却がとっくに終わって画像の解像度が低く撮影時間も長くかかる機械を使って無愛想な技師が撮影した価格も同じである、ということです。第二には、病院などでは配置すべき人員基準も法的・制度的に規制されているために、労働効率を上げて人員体制を縮小し、収益に対する人件費の割合を低下させるという取り組みには限界がある、ということです。そのため、医療事業において経営管理の比重だけが高まると、設備・機器の更新が抑制され、職員の質の低下が進み、結果として医療水準の低下が進むことになります。

実際、アメリカでの「営利病院と非営利病院を比較した包括的な実証研究によると、営利病院は死亡率が高く、スタッフの熟練度は低い傾向にある*」とされています。それは「医療サービスの質を患者が判断することは難しいため、病院が質の向上に努めても、患者に選択される（＝収益拡大）とは限らない。そのため、確実に収益向上につながる人件費抑制に走りやすい*」と説明されています。

従って、医療事業においては、医療管理と経営管理がバランス良く行われる必要があり、そのバランスが崩れると、いずれの場合であっても重大な問題を発生させます。

＊『週刊ダイヤモンド』二〇〇三年六月一四日号

○国公立病院と比べたハンディキャップの認識

最近の出来事は医療管理の停滞（または後退）を想起させますが、九〇年代前半までは経営赤字への対策が全国的な課題でした。その背景には、日本における医療事業の第三の特性があります。それは、保険診療を中心とした収益で経営採算を確保し、なおかつ一定の利益を蓄積しなければ医療活動の継続が困難な民間医療機関と、税金による補填が行われるため毎年大幅な赤字を出しても医療の継続が可能で、施設や設備の更新の場合にはさらに別枠の予算措置が講じられる国公立病院が、同じ土俵で活動していることです。

地域医療計画によって病院病床の規制が行われるまで民医連の病院は、より高度な技術蓄積を行うことと地域の医療要求により幅広く対応することを目的に、病院規模の拡大を進めてきました。

その際、もともと収支ぎりぎりの経営を続けていたため蓄積などはあろうはずもなく、施設・機器投資に必要な資金の大部分を有利息の借入に頼っていました。そのため、金利の圧力が経営を圧迫しました。同時に、看護師などの技術職は国公立病院と同じ労働市場から確保しなければならず、特Ⅲ看護基準の新設などによる急激な看護師不足の影響も受けて人件費率が高騰しさらに経営を圧迫し、赤字法人が半数を超える事態（一九八九年度）すら生まれました。

そのため全日本民医連は、経営改善を最重点課題の一つに掲げると同時に、「全日本民医連統一会計基準」を制定し（一九八九年）、経営の実態を客観的に評価し、対策をたてるための制度を発足させました。民医連共通の経営の物差しとしての統一会計基準の定着までには五年以上の歳月を要しましたが、経営管理の重要な武器として機能しています。

一方、医療活動分野では、「高齢者医療の重視」などの全国方針は示されたものの、医療管理という視点からの方針提起は十分ではなく、大阪・耳原総合病院でのセラチア菌感染事故を契機として全事業所的な「安全管理」の問題が提起されるまでは、医療管理の責任は個々の診療科の責任者や医師個人の良識と判断に委ねられてきたのが実態ではないでしょうか。あるいは、医療管理の重要性は認識しつつも、急激な経営悪化の改善を優先せざるを得ず、先延ばしにされてきたのかもしれません。

4. 曖昧な管理責任

○組織の階層分化に見合うトップ管理力量の欠如

『民主的管理運営』では、病院管理のポイントを「病院規模の拡大にともなって生じる管理運営上の特徴は、中間管理者の増大であり、これらの中間管理者をいかに管理するかが特別に重大な問題となります」とし、具体的には「患者を中心に院所全体の立場にたって連絡調整の役割を果たすことができるような中間管理者の力量の向上が必要」と方向付けています。

確かに、組織規模の拡大によって管理者の階層分化が生まれ、組織方針の具体化やトップ管理者の指示・命令は中間管理職を通じて伝達されますし、現場で発生した問題や課題も多くの場合、トップ管理者は中間管理者を通じて把握することになります。そのため、中間管理者の管理者としてのレベルの向上は極めて重要な課題です。

しかし同時に、分割された部門や職種の仕事は相互に連動しており、発生する問題や課題にも中間管理者レベルでは完結できないものが少なくありません。そのため、中間管理職のレベルアップと同時に、トップ管理者の管理・決済のレベルアップが必要です。トップ管理者がその管理責任を果たさなければ、複雑に分化した職場全体の業務遂行に支障をきたし、組織全体が混乱に陥ります。また、職場間の軋轢を固定化させてしまうことにも繋がります。

ところが、前述の通り『民主的管理運営』は、病院のトップ管理者である院長の役割を曖昧にし、それを事務長に委ねることとした結果、医療活動や医師についての管理が不十分なものとなり、その分野の課題や問題については必要な決済が行われず、組織内に問題を蓄積し続ける結果となってきました。問題が組織内に留まる場合は曖昧さを引きずったまま組織が運営されることもありますが、組織外に影響を及ぼす事態となった場合はトップ管理者の明確な管理責任が問われることとなります。その際、名目的管理責任者と実態としての管理責任者が異なることが、管理責任の所在を曖昧なものにしています。

○管理力量を問わない選任のあり方

管理をしないことを是認したトップ管理者論は、院長などの選任にも影響を与えます。医療の技術水準が高いことや経験年数が長いことと、管理力量が高いこととは連動しません。しかし、最初から実際の管理は委譲することを前提としてするのであれば、名誉職としての人選が優先することになってしまいます。

組織風土は上から作られます。中間管理者は管理力量を基準に任命され、トップ管理者の選任は別の基準で、ということにはなりません。結果として、名目だけで管理責任を負わない管理者が一杯いる組織が作られることになります。

○委員会権限についての誤解

管理責任を曖昧にする原因として、委員会の存在があります。病院の運営では、制度的に設置を義務付けられているものを含め、各種の委員会が重要な役割を果たしています。組織運営に関わる重要な方針や多くの部門に影響を与える重要な調整が委員会の審議に委ねられているため、決済権限が管理者ではなく委員会にあり、従って責任も委員会にあるように錯覚します。しかし、委員会の機能はトップ管理者からの諮問事項への答申であり、それらの答申を採用するか否かの決済権はトップ管理者にあります。従って、委員会決定を執行したことの結果に対する責任もトップ管理者が負わなければなりません。

5. 管理労働の評価の軽視

『民主的管理運営』の内容からは外れますが、民医連組織の中では、実態として管理労働に対する評価が正当に行われていないように思います。

二〇〇二年度の全日本民医連法人別労働条件調査によると、病院長手当の平均値は一二万五〇〇〇円〜一四万五〇〇〇円、病院事務長手当の平均は六万四〇〇〇円〜七万三〇〇〇円となっています。民医連の多くの法人は、管理職も非管理職でも職種が同じであれば基本となる給与は同じ体系となっています。病院長の収入は見かけ上、資格取得時期が同年の非管理職である医師よりも院長手当分だけ多くなるはずです。しかし病院長は、管理業務の必要上から日直や当直業務から外れている場合が多く、日当直手当が減額となります。全国平均値で比較すると、病院長手当は日当直手当の四・五日に該当します。従って病院長の給与総額は、実際には月五回以上日当直に従事する同年の医師よりも低いのが現実です。

病院事務長の場合も多くの場合、時間外手当支給の対象外ですが、基準労働時間より毎日一～二時間程度は余計に勤務しているのが実態です。病院事務長手当は月二三時間の時間外手当程度の金額に過ぎず、「経営管理はもちろん、医療管理や看護管理にも精通すること」を求める額としては妥当性を欠いています。

管理労働の正当な評価をしていないことが、管理職の管理責任を厳しく追及することができない原因の一つにもなっています。

おわりに

この間、「職員の自覚的結集」ということが総会方針などで何度も強調されてきました。民医連運動が本当に力を発揮するためには、管理者が管理者としての役割をしっかり果たすことと、そのことを前提とした職員の自覚的結集が必要です。しかし、自覚的結集については、言葉だけが空回りしていないでしょうか。

例えば、民医連は全国総会で室料差額を徴収しないことを決定し、全国の病院でそのことを守っています。経済的弱者に取って最後の拠り所であろうとする方針の具体化です。しかし、民医連の病院が徴収を放棄している室料差額に見合う収益が補助金などの形でどこからか支給されるわけではなく、放置すれば他の医療機関に比べてその分だけ経営の維持の条件は厳しくなってしまいます。

職員が民医連の方針の結集するということは、患者から徴収しない室料差額分は職員全体で支える、ということです。具体的に考察してみると、二〇〇一年度の民医連の医科法人の事業収益は五二三二億円でしたが、同年の全日病の統計による病院の室料差額収益は総収益費で一・七％でしたので、民医連が他の病院並みに室料差額を徴収するとすれば、年間八九億円の収益増となります。この額は、薬局も含めた民医連役職員約五万三〇〇〇人で計算すると一人当り年間一八万円程度になります。民医連が職員の自覚的結集で支えられるということは、職員がそうした金額に見合った高い生産性を実現するか、あるいはそれを直接拠出をするか、またはその両方で支えるということです。

そうしたことの理解と意思統一がなされていなければ、管理者も職員も責任を持たずに室料差額を徴収しないことの結果を経営につけまわしているだけになります。金額は違いますが、一八〇日超の入院患者負担の見合わせも同じ問題を提起しているのです。民医連の優位性が本当に発揮される「民主と集中」の問題についての議論の必要を痛感しています。

第四章　民医連と選挙・政治活動

はじめに

最近の民医連に対する公明党や自民党などからの攻撃は、全く意図的な党利党略に基づくものであり、断固として、医療改悪反対の闘いと結びつけ、患者の立場に立つ医療機関としての民医連の姿を多くの人々に明らかにして、攻勢的に反撃して行かねばなりません。同時に、医療活動の面でも適法性を厳密に守り、選挙や政治活動の面でも合法的で多くの国民の納得がいくような社会的な道理にかなった取り組み方をして行かねばなりません。そのためのいくつかの留意点について述べます。

一、院所の社保・平和の運動・政治活動・選挙

〔民主勢力の一員として民医連が選挙をする場合〕

民医連の院所・法人は、民医連綱領の実践、実現を目指しています。民医連綱領は、「社会保障制度の確立と医療制度の民主化」「戦争政策への反対」「医療戦線の統一と全ての民主勢力と手を結んでの活動」を掲げています。それ故に、綱領を実現していく運動の一環として、民主勢力とともに地方政治の民主化などのために、明るい民主県政をつくる会などに県連として参加したり、市の段階の同様の性格の組織に病院などが加わったり、職員が首長選挙の候補者として立候補する事を認める、この場合の職員の選挙活動を積極的に保障するなどしています。この点では施設を民医連に加盟させている民医連の法人の中で、医療法人や医療生協などという法人形態による差はほとんどありません。千葉民医連に院所を参加させている法人は、こうした取り組みを積極的に認めています。しかし、この場合でも職員の選挙への参加は自発的なものであり、業務命令で選挙に動員するなどの事はありませんし、選挙活動に参加しないからといって不利益な扱いを受けることもありません。もし職員がこの場合の選挙活動に参加しなかったことを理由として病院の側から不利益処分を受けた場合には、裁判上争いになれば労働者が勝つことになると思います。こうした取り組

みは、医療団体としての要求に基づくものであり、一般に認められています。政治的な理念、イデオロギーによって組織がつくられ、その政策に対する国民の支持を働きかける政党の選挙とは、その性質が異なっています。

〔政党選挙の場合〕

企業・団体が政党を支持して様々な支援活動をすることは、憲法に反する疑いのあるものですが、現在の我が国の法律上は、たとえば企業献金が禁止されていないように、違法とはされていません。しかし、労働組合の特定政党支持が労働者の政治的信条の自由を侵害するものであるとして、多くの労働者が労働組合の特定政党支持やそのための締め付けに反対してきました。企業は経済組織であり、労働者に対する思想信条による差別的な取り扱いが禁止されていることからいっても、企業が特定の政党を支持して労働者にその支持の押しつけをすることは、禁止されるべき事です。少なくとも企業の特定政党支持に従わないことが労働者の不利益取り扱いを合理化する理由にはなりません。この点は宗教団体についてもいえることです。医療生協もそれに準拠している消費生活協同組合法は、「消費生活協同組合および消費生活協同組合連合会は、これを特定の政党のために利用してはならない。」（第二条二項）と定めておりこの趣旨を明らかにしています。民医連は、憲法を守る立場から職員の思想信条の自由を守るために、特定の政党の支持を組織で決定することはありませんし、組織として政党選挙に取り組むことはありません。しかし、医療・福祉の運動を進める立場から、それぞれの政党がどのような行動をしたのか、私たちの要求に対してどんな態度をとったのかや、どのような政策を持っているのかなどについて職員や共同組織の人々に情報を提供することは、民医連の責務といって良いでしょう。

二、職員の政治・選挙活動

それぞれの職員が自らの信ずるところに従って特定の政党の政治活動や選挙活動に取り組むことは、憲法で認められた権利です。企業は業務に支障のない限り、職員の活動を制限することはできません。この権利はどの政党を支持するかに関係なく、どの政党支持者にも認められるものです。民医連も当然に職員の政治活動の自由を保障します。

たとえば休憩時間に職員が政党機関誌の宣伝販売をするなどのことは、業務上の支障が明確な形で生ずる場合のほかは、制限できないと思われます。業務時間内に、たとえば医師が診察中に知人である患者さんに特定の候補者への支持を依頼すること、あるいは特定の候補者のチラシやパンフレットなどの情報を提供することは、一般的には職務専念義務との関わりがあって、それを病院が禁止した場合、その禁止が違法であるとはいえません。しかし、病院がそうした活動も、職員の政治的な自覚と活動を尊重するという趣旨から、業務に支障のない限りどの党派に対しても一般的に認めるというスタンスである場合には、そうした職員の活動はその範囲で認められることになります。たとえば患者が非常に多くて待ち時間が長くなっているのに、選挙についての話を外来で医師が一定の時間をかけてしているなどの場合には、管理者は診察のスピードアップを図る立場からその医師に注意すべきでしょう。処置室で注射をひかえて選挙の話をするというのは、ことわったらなんだか注射を痛くされそうで、少々「脅迫的」ですからやめてもらうべきでしょう。また、個々の職員の言動が、特定の政党を法人・院所が支持していると受け取られないために、職員のそうした活動が、病院・診療所の仕事とは関係のない個人的なことであることをはっきりさせるようにそれぞれの職員に要求することはできます。しかし、患者さんなどの側が、いわば善意に誤解していて、民医連の病院イコール共産党と思っているような場合に、その誤解を解くことまで後援会の側に要求することはできません。あるいは、誤解されるという理由で後援会活動を病院が制限することはできません。そうした誤解は歴史的なものであり、不都合だと病院が考えるのであれば、病院の責任において時間をかけて民医連と共産党は別個独立の組織であることを理解していただくべき事だからです。

〔施設の利用など〕

政党の後援会などが会議室で集会を開いたり、ポスターを施設内に掲示したりという施設利用の問題があります。その後援会が職員で構成されている場合には、労働組合や大きな職員のサークルのようなものと区別する理由はありません。一般的な規定に従っての利用が認められねばなりません。ポスターの掲示については、施設の美観を保持するという観点から、掲示板などを設置した場合にそこに掲示を限定するということはあり得ます。これも他のサークルなどのポスターと同様の基準によることになります。

病院の待合室などは、大勢の人が行き交うということから、公道と同じように選挙法の適用などについては扱われています。

生活協同組合の場合の後援会の施設内での集会について、国会で反共・反民医連攻撃の立場から持ち出されましたが、医療法人の病院の場合と同様に考えて良い問題と思われます。特定政党の後援会の事務所の設置を施設内に認められるかという問題は、理論的にはサークル部室と同じだといえるでしょうが、世間的には特定政党への便宜供与とみられやすく、政治的な判断として、さけるべきでしょう。　患者さんのカルテや診療上知り得た情報を、それを知り得る立場にある職員が、政治活動や選挙活動にそのまま利用することは、患者さんの情報の目的外の利用であり、プライバシーの権利に抵触する疑いがあるので病院として禁止しなければなりません。共産党の後援会などは系統的な活動によって独自に支持者名簿などを備えていますから、それで選挙活動を進めているようです。この問題では、後援会ではないのですが、埼玉のみさと健和病院で診療申込書やカルテの情報から、健康友の会のお誘いをしたところ、目的外の情報利用ではないかと議会で取り上げられるということがありました。みさと健和病院では、診療申込書を出していただく際に友の会があること、その情報をお届けすることを知らせ、それを拒否する場合には、はっきり意思表示していただくようにするなど改善を検討しているということです。これらは患者さんの権利をきちんと守るという立場を貫きながら、地域の状況に沿ってきめ細かく対処すべき事でしょう。

〔公民権の保障〕

職員が公職の候補者になったり、議員に当選した場合に職員の身分はどうなるのかということも取り上げられています。一般的には議員であることと職員であることは両立が困難ですので、退職や休職ということになります。これは法人の規定によってその職員の所属政党に関わりなく一律に行われることです。休職という場合にどれだけの期間認めるのかということは社会的な常識に沿って一期四年ないし二期八年と一律に決められることでしょう。その上で健康保険その他付随する身分関連の事項については、法律や規定に沿った処理がなされることになります。町会議員や村会議員などの場合、議員報酬では生活ができない、議員一般が有職議員であるという場合には、民医連職員の中からも退職せずに議員活動を続けたいという希望が出される場合があり得ます。これを企業が拒否して解雇したらその解雇は有効か、という問題があります。民医連としてはその解雇は無効である、国民の政治参加の権利、公民権保障の趣旨からいって議員になったからといって解雇の理由にはならないと考えます。ではどこまで公民権保障をすべきか?民医連は憲法を積極的に保証する立場から、議員としての公務（議会への出席や議会で決定された議員活動）は、党派に関係なく保障する。特別休暇まで保障するか有給休暇または欠勤扱いにするかどうかは法人の判断でしょう。政党活動（政党機関誌を増やしたりほかの選挙の応援をしたり）は、個人の責任で（有給休暇や欠勤扱い）、ということになるでしょう。

〔病院などでの不在者投票など〕

入院患者さんや入所者の不在者投票を病院が投票管理者になって行うことがあります。この場合、投票管理を実務的にになったり、入院患者さんの投票行動を援助する職員は、厳密に政治的な中立を守り、公正に執り行わねばなりません。こうした任務の際に特定の政党の活動がされたなら、病院管理者は、その職員の処分も含めて厳格に対処しなければなりません。

ぶらり探訪　福岡歴史散歩

【その1】邪馬台国はどこか?

＊板付遺跡　稲作のはじまり

「お父ちゃん、川のところで家ば建てとった背ソ高か人たちなァ」

「あソ顔ソ平べったか連中のこつか」

「春に泥かきまわして草植えとったけん、そソ実じゃゆうてこれくれたとよ」

縄文人が米の味を知るころには、こんな会話が交わされたかもしれない。稲作をもたらした渡来人系統の弥生人は、縄文人より五センチくらい背が高かったらしい。

縄文晩期、気候の変化などで、採集・狩猟の生活が苦しくなり、人口も中期よりもへっていた。縄文人は豆類などの栽培も経験していたので、水田耕作は急速

板付遺跡。環濠集落を復元してある＝写真提供：福岡市

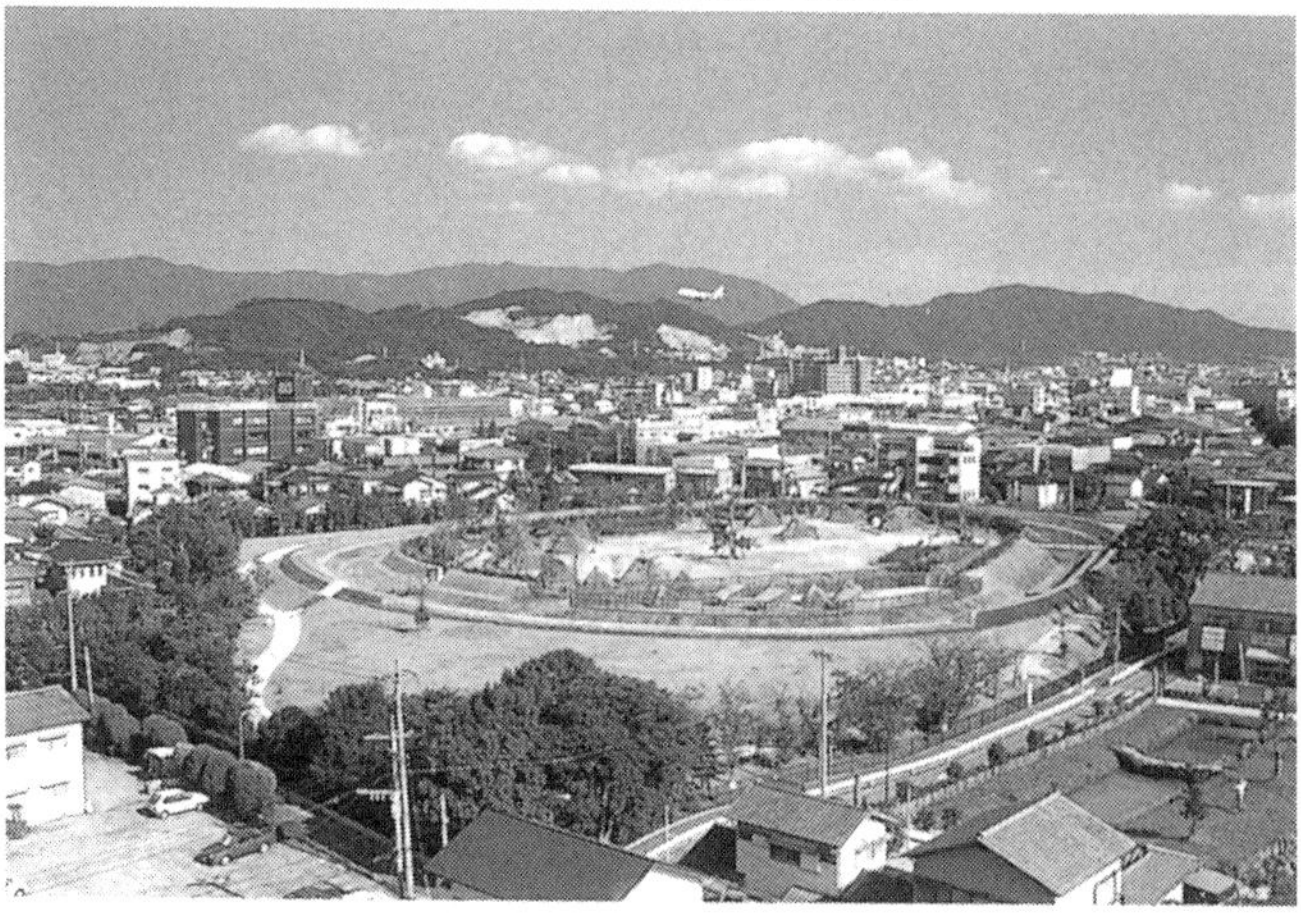

にうけ入れられた。伝来してから二百年くらいで、稲作は津軽平野まで達する。

福岡空港の少し南、那珂川と御笠川にはさまれたところに板付遺跡がある。

板付には環濠集落と水田、井堰、用水路が復元され、公園風に整備されている。一九七七年の発掘当時は「縄文水田」の発見とさわがれた。縄文晩期のものとされていた土器と一緒に発見されたからである。

その後、糸島郡二文町石崎の曲り田遺跡や佐賀県唐津市の菜畑遺跡で、もっと早くから水田が作られていたことがわかり、稲作のはじまりが、一気に百年以上（紀元前四〇〇年頃まで）さ

かのぼることになった。このころを縄文とするか、弥生とするか、まだ説は分かれている。

渡来人と縄文人の争いはなかったのだろうか。

あったという証拠は、ないようである。何しろ人口が少なかった。縄文晩期の日本の人口は、七万五千人くらいらしい。それが弥生期には六〇万人、古墳時代には五四〇万人と急増する。

人口の急増は何よりも米の生産による。大陸から渡ってきた恐らくは万をこえる人びとがいて、その人たちとの混血もすすんだであろう。争いは、日本人が弥生人となってからの方が激しい。

稲は、人と文化とともにやってきた。長く鋭い磨いた石のやじり、径一～二メートルの石を数個の石で支える支石墓、金属器などである。

*伊都国《いと》　ムラからクニに

「魏志倭人伝」にも登場する伊都国、いまの前原市あたりは渡来人が最初に上陸したところの一つであろう。初期の大型支石墓で、土器以外の副葬品をもつものは、この地域に限定されている。

古事記の天孫降臨神話も、前原周辺の日向峠（県道四九号線）や、韓国（王丸山）、櫛触山をイメージしたのではないかともいわれる。神話はともかく、山の間の小さな平野をあまり大きくない川が流れており、主に石や木で田をひらくには、絶好のところと思われる。

定着した人びとはムラをつくっていく。板付ですでに、一万坪をこえる田に水をはり、落とすという高度な土木があった。農業指導者がいたであろう。人口が増えてムラとムラの水をめぐる争いがおきた。石のやじりや槍先がささったままの人骨や首のない死体（吉野ヶ里）が、甕棺の中から発見されている。軍事指導者も生まれたであろ。

何波かにわたる渡来人のなかには、秦、漢などの中国の国家を知っていた者もいたであろうし、金属器（青銅、鉄）をもっていた。次第にムラはクニに、指導者は支配者＝王になっていく。

伊都国の王墓は、一八二二年に発見されていた。三雲南小路遺跡である。ここからは、前漢鏡、有柄銅剣、ガラス勾玉、管玉など「三種の神器」を含む豊富な副葬品があった。しかも個人墓であること、祭祀が継続されていたことなどによって「王墓」とされる。弥生時代最大の、また、最も多数の鏡を出した墓である。

伊都歴史資料館には、このほか、伊都国最後の王墓といわれる平原遺跡から発見された世界最大の銅鏡など貴重な展示物がある。

資料館前に、中国の考古学者王仲珠氏の「伊都懐古」の詩碑がある。彼は、魏から卑弥呼に贈られた鏡ではないかとされてきた三角縁神獣鏡について、「呉の工人が日本でつくったもの」という説得力に富んだ見解を打ち出した人である。

古墳時代に入ると伊都でも数多くの前方後円墳がつくられる。しかし、五世紀に入ると急減する。かわって、宗像《むなかた》（宮地嶽《みやじだけ》古墳）、北筑後（岩戸山古墳）が増加する。伊都国の栄光はこのころまでだったのだろうか。

伊都にはそのほか高祖山《たかすやま》恰土《いと》城跡（中国式山城）や千如寺のような見のがせない歴史がある。

＊奴国　青銅器の生産地

伊都から引き返す途中「生《い》きの松原」で元寇防塁をみて、室見川のほとりの店で白魚のおどりをいただく。小さいがハゼ科の成魚である。政令指定都市の川で白魚がとれるというのは大したものである。

この川の流域の早良平野も早くからひらけた。一九八五年に発掘された吉武高木（飯盛）遺跡は、「最古の王墓」と報道された。木製鞘付きの青銅製実用武器が発見されたため、「戦士の墓」といわれる大石遺跡などもある。「早良国はあったんでしょうか」とうかがうと「ハッハ　むつかしかねぇ」と笑われる。確かに鏡、剣、玉の三点セットは出ているが、個人墓ではない。クニと王が生まれる歴史的な過程を示すものといえようか。

奴国の中心は春日市のあたりらしい。王墓は、春日市の須久岡遺跡で、一八九九年に発見されている。奴国は青銅器の生産地であったらしく、剣、矛といっしょに、銅鐸の鋳型が春日市大谷遺跡などで発見されている。「銅剣・銅矛」と「銅鐸」という二つの文化圏が対抗していたという図式は、現在では成立し得なくなったらしい。

＊吉野ヶ里　弥生の都市？

長崎自動車道を東背振インターチェンジで出て国道三八五号線を南へ下るとすぐに吉野ヶ里遺跡である。弥生時代前期からの六百年にわたる日本最大の弥生期環濠集落であり、墳丘墓、青銅器鋳型と工房跡、大型建築の跡などが発見され、ブームをまきおこした。

いまのところ入場は無料だが、入口のところで史跡整備の協力金の訴えがあり、それに応ずると巴型銅器や把頭飾付き銅剣のミニチュアをくれる。

遺跡は実にひろびろとしている。復元された長方形の住居跡、物見櫓、高床倉庫など堂々たるものである。

弥生中期以降の吉野ヶ里集落は、深い堀、上塁、逆茂木《さかもぎ》、木柵などで厳重に守られていた。環濠集落が広い範囲であらわれるのは、日本史で二度しかない。弥生時代と戦国時代である。

邪馬台国の女王卑弥呼の前後にも戦乱がある。

邪馬台国（二世紀〜三世紀）はどこにあったのだろう。九州説と畿内説の論争はまだまだ続きそうであるが、このごろは九州にあった邪馬台国が畿内に移ったという東遷説が有力である。確かに弥生時代の近畿の遺跡からは、例の三点セットが出土せず、古墳時代になって登場するといわれ、山城のような高地性集落が中国から近畿を中心に分布することなどから、有力な勢力が九州から近畿へ移動したということに、説得力を感じる。

そんなことを考えていたら、深野さんが「おっ、カチガラス」と声をあげた。はるかに白い鳥がみえる。国の天然記念物のカササギである。この鳥もいわば渡来鳥。クリークの広がる佐賀平野は、静かで豊かなところである。

【その2】海外にひらかれた州

＊金印の島

志賀島は、砂州でつながれた島である。

「まぁよかとこですよ。このあたりじゃ、あそこくらいしか見るところはなかけんね」

深野さんは、けんそんしていわれるが、実際、潮見公園・金印公園、志賀海神社など、全島が公園のようなものである。

志賀島といえば「漢委奴国王」の金印の出土地である。ところがこれにも謎がいろいろ。まず、発見者とされる百姓甚兵衛さんの正体が不明。発見地がどこかも不明。委＝倭の奴の国王なのか、委奴＝伊都国王なのか。そもそも、なぜ志賀島から出土したのか。

金印は、これらの謎を秘めて、現在は、新設の福岡市博物館に展示されている。その前は福岡城内の美術館にあった。福岡城では石垣の傾斜が浅いと思って、深野さんにきいたら、「はい、仕事の行きかえりに登っとりましたよ」。

深野さんは数年前まで日本勤労者山岳連盟の会長をされていた。

志賀島といえば海人である。日本人の血液に南方系の海人、とくに中国江南地方の半農半漁の民の要素（鵜飼・潜水漁法・泥橇《どろそり》など）がなにほどか入っているのは、まちがいのないことであろう。

＊海人の伝統

大陸からは、古代の日本人は漁業の民と思われていたようで、一〇一九年、刀伊（女真族）が北九州を襲ったのも、漁民の誘拐が目的の一つだったらしい。

神様にも、はやりすたりがあるらしく、今では海の神様といえば住吉さんだが、志賀海神社のまつる綿津見三神は、最も由緒のあるものである。

この三神を奉ずる阿曇《あずみ》氏は、日本海ルートなどで全国に広がる。信濃の安曇野も、この人びとがひらいたのであろう。ついでにいえば、アルプスの穂高岳という名称も阿曇氏の先祖の「穂高見命」に由来するらしい。志賀海神社の神職はいまでも阿曇さんであるそうだ。

万葉集の「志珂の海人の歌一〇首」は、大宰府が宗形氏に命じた対馬への食糧運搬をかわって引きうけ、遭難した「志賀《しか》の荒雄《あらお》」を悼んで詠んだものである。

志賀の山　いたくな樵りそ　荒雄らが
　よすがの山と　見つつ忍ばむ

島内一〇ヵ所にこうした歌碑がある。宗像氏は、朝鮮との海上交通の支配者として、大きな力をふるった。

宗像大社の神宝館には、海の正倉院といわれる沖の島の遺物（国宝）が展示されている。航海の安全を祈ってささげられたものであろうが、新羅製の金指輪、碧玉製釧《くしろ》（腕輪）、ガラス玉など女性のものが目立つのは、祭神が「田心姫神」だからかと思った。

一〇月一日「みあれ祭り」には、宗像七浦の漁船が総結集して、大島（中津宮）から辺津宮に神迎がおこなわれる。海人の伝統であろう。

大社からはかなり離れているが、津屋崎町に宮地獄《みやじだけ》古墳がある。宗像君徳善の墓と推定され、出土品（国宝）は、東京国立博物館の考古館に展示されている。金銅製の壺鐙《つぼあぶみ》、鞍金具、透彫冠など宗像氏の富がしのばれる。

＊大陸への窓口

大宰府は、古代日本の対外接渉の窓口であり、九州支配のカナメであった。朝鮮半島が三国時代から新羅による統一にむかう情勢とかかわって、九州方面が重視される。どうしたわけか大和朝廷は、徹底的に百済びいきであった。

筑紫の君磐井の乱も単純な反乱というより、新羅とむすんで北部九州に独立王権をつくろうとした磐井に対し、大和朝廷がおこした国家統一戦争ではないかという見解もある。乱後糟屋郡が屯倉《みやけ》（天皇の直轄領）となる。

八女にある岩戸山古墳が磐井の墓である。北九州最大の前方後円墳であり、頭をおとされた石人、石馬で知られる。

「八女は、静かでよかです。何んか、亡ぼされた豪族の悲哀のごたるですよ」と工藤さん。史跡公園の中の岩戸山歴史資料館で、出土品などがみられる。

七世紀の半ば、大化のクーデターで実権をにぎった中大兄皇子は、百済救援のために斉明天皇とともに九州に入る。高齢の女帝はここで死亡。朝鮮への派遣軍は、白村江で唐・新羅連合軍に大敗。勢いにのった敵が攻めてくるのではないかと恐れ、皇子は都を大津に移した。九州にも大野城、椽城《きい》、水城《みずき》をきずく。この時期に大宰府もおかれたらしい。

大野城は、車で山頂部の焼米ヶ原までいける。石垣のあるところまでは、少々歩かねばならない。途中、戦国時代末期、高橋紹運らが島津勢とのたたかいで全滅した岩屋城跡をみることができる。

水城は、国道、高速道、鉄道でズタズタになっているが、周辺が整備され、面影をとどめている。幅四〇メートル、高さ一三メートルの堤が、三郡山地と背振山地をつなぐように、一〜二キロメートルの平野部を遮断している。北（博多）側には、幅六〇メートルの濠があり、御笠川の水を土塁の内側の堀から流し込む木樋があった。

「こげん大工事に動員された人たちは、ほんのごと大変じゃったと思います」

土塁が完成したとき、もっこをかついでいた人たちが投げ出した土が積もったという「ひともっこ山」「父子島」の伝説がある。

*遠の宮廷大宰府

大宰府周辺は、ゆっくりみたいところである。まず「都府楼跡」。実に広びろとした遠の宮廷のあとである。

大宰府は祖・調などの税の収納、外国使節の応接、防人の管理など大きな権限をもっていた。三期にわたって建物が築かれたようで、現在みる礎石は、第三期のものである。

　三つある記念碑の一つは亀井南冥の撰。

「南冥が、漢がヤマトノクニの国王にあたえた印じゃとゆうて『金印弁』を書かんかったら、アレは鋳つぶされとったかも知れません」。確かに時は幕末、そんな危険もあったであろう。

　観世音寺。斉明帝をとむらうために、天智天皇が建立を命じたというが、完成は七四六年。八〇年以上かかった。その落慶供養の日に、左遷されて別当になっていた高僧玄昉が、怪死する。藤原広嗣の怨霊のせいだとうわさされたという。日本最古の梵鐘（国宝）、重要文化財の平安期仏像などをおさめた収蔵庫などは、一見すべきもの。

　天下三戒壇の一つ、戒壇寺。国分寺は少し離れて水城と大宰府跡との間にある。

　天満宮。菅原道真をまつる。元来怨霊神の雷神であるが、いまは学問の神様。梅の名所。「東風吹かば匂ひおこせよ梅の花　あるじなしとて春なわすれそ」と呼びかけられた梅が、京都から一夜にして飛んできたという「飛梅」もある。

　名物は梅ヶ枝餅。「店によって、みんな味がちがっとります」ということだが、私の買った小豆餡の餅はおいしかった。

＊柳川にて

大宰府のあとは、柳川にむかった。

立花藩の城下町。藩祖宗茂は、高橋紹運の実子。関ヶ原で西軍につき、一度は領地没収をされながら、その後旧領一三万石をほぼ回復した珍しい藩である。武勇の家という評判が高かったためらしい。

この評価は幕末まで続き、江戸湾防備に大藩にまじってかり出される。幕府から一万両の借金をし、赴任した先で多くの藩士が病死している。その墓が私の住む千葉県富津市の寺にある。

明治につくられた立花子爵邸「御花」と「松涛園」（国名勝）を見た。まわりの堀割をドンコ舟が川下りしていた。すぐそばに北原白秋の生家があった。土蔵作りの大きな商家である。

ちょうど干潮で有明海の入り込んだところは、すっかり泥があらわれていた。ワラスボなどの海産物を売る店の前で、深野さんが「柳川には民医連がなかとですよ。大牟田の責任でつくらんといかんとゆうとるですよ」といわれた。

【追記】現地で入手した「大宰府伝説の旅」（大隈和子）その他、多数の資料を使わせていただきました。考古学に関しては、中公文庫「日本の古代」に全面的に依存しています。深野一郎さん、工藤常泰さん、今富誠さん、改めて御礼申し上げます。

第五章　民医連A法人の成長率と要因

はじめに

医療情勢の厳しさは、「これまでのやり方だけではやっていけない時代」「容易には収益を増やすことができない状況」と認識されている。

上昇を続ける賃金、同じやり方では増えない収益、課税強化、その上に民医連では「退職給付引当金」の三％ずつの積み増し、利益目標三％から五％への引き上げ、地域協同基金の固定負債計上＝自己資本は医療法人は利益でしか増やせない、などなど自己資本の部をプラスにすること自体が容易でない事態にある。

こうした状況の下で、収益の伸び悩みを支出の削減で乗り切ろうとするのは、経営の本能的な対応である。高すぎる人件費は是正されねばならないが、地域の一般的な水準を下回れば、職員の確保ができない、すなわち減量経営には限界がある。つまり、一定の経済成長がバランスのとれた経営にはどうしても必要なのである。

では実態はどうか。一九九六年度と二〇〇三年度の民医連A法人について分析してみたので報告する。

一、全体の平均成長率

民医連A法人は、一九九六には五七、二〇〇三には六三を数える。このうち両年にある法人は五六である。この平均成長率は一・六%であった。(六法人が新たに増えた。二〇〇三の「ヘルスコープおおさか」には一九九六に存在した大阪中央医療生協が含まれているが大規模な法人合併であったので集計からはずした)

＊年成長率の計算式は両年の収益合計から伸び率を出し、それを七で除した。

＊A法人の中で北海道勤医協と宮城厚生協会が異常に大きなマイナスを計上しているので、これをのぞくと一・九一%であった。

二、医業収益の伸びと介護収益

医業収益は、実額で四、二八一百万減少した。この七年間で一・二％減ったことになる。医業収益を減少させた法人は三三、五八・九％である。

二〇〇〇年度から介護事業収益が医業収益とは別に計上されるようになった。病棟が医療保険適用から介護保険適用に転換するなどで医業収益が減少する場合がある。しかし、外来収益をみるとそのマイナスは、六、一二六百万であり、医業収益全体のマイナスより大きい。すなわち、入院収益はいくつかの法人で増床できたことなどから若干増えているのである。

すなわち民医連における医業収益のマイナスは、外来収益のマイナスであり、それは、患者負担増による受診抑制、診療報酬引き下げの影響である。すなわち、医療改悪が民医連も含めて、外来医療を直撃している。

三、事業収益の伸びの分布

図1は事業収益の年成長率を一％ごとにグラフ化したものである。一％台に全体の三割があり、

ピークをつくっている。千葉勤医協は、三・九一％第七位である。ただし、増やした実額は二一八九百万円で五、五九八百万円の「医療生協さいたま」についで第二位である。

四、上下一〇法人ずつの比較

では、この成長率の差は、何によるものなのか、成長率の高い一〇法人(Ｚ～Ｑ)＝Ｚグループと低い一〇法人(Ａ～Ｊ)＝Ａグループを比較した。

Ｚグループでは、医業収益がすべてで増えており、Ａグループではすべてで減っている。

介護収益の増加は二つのグループでほとんど差はない。

A法人成長率分布（成長率1%区分）

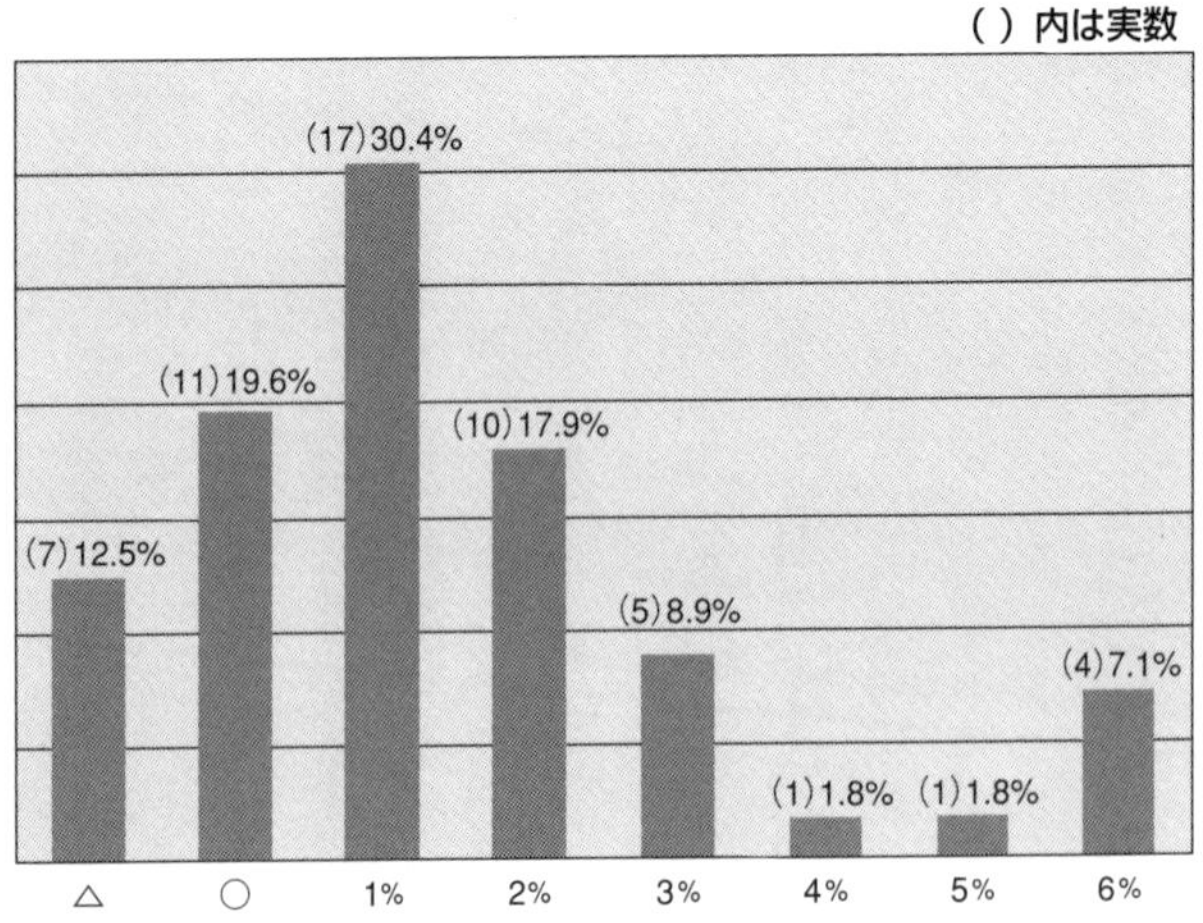

上位・下位 10法人比較

（金額の単位は百万円）

		成長率	事収増減	医収増減	介護収益	病床増減	療養病床	外来増減	医師増減	固資増率	資本増減	資・基増減	人伸率	材料費	経費
A郡	A道勤	-1.08	-1938	-4248	2310	-208	452	-548	1	100.6	1122	608	98.7	70.7	110.4
	B宮厚生	-0.7	-688	-1927	1239	-108	149	-311	-16.8	114.5	1728	0	108.5	72.9	116.6
	C北毛生	-0.68	-100	-273	173	0	50	-61	-2.8	132.9	147	84	113.8	57.6	98.4
	D親仁会	-0.51	-250	-1393	1143	-204	193	-351	1.4	94.7	835	0	109.4	65.8	96.1
	E広島生	-0.28	-89	-775	686	0	0	-116	1.6	177.4	370	312	117.7	55.1	130
	Fみなと	-0.06	-27	-438	411	0	0	-14	8.2	138.9	1246	752	103.5	69.6	97.2
	G道東	-0.03	-8	-883	875	-38	95	-87	-1.5	162.7	-94	254	129.7	57.4	102.1
	H淀川	0.004	2	-878	890	-38	60	-371	8	135.4	71	71	106.7	68.7	119.5
	I京保健	0.07	67	-945	1015	41	77	-359	14.4	138.9	985	34	110.9	76.4	107
	J同仁会	0.32	270	-954	1224	0	97	-314	11	118.8	-632	246	99.6	81.3	129.2
B郡	Z長野生	6.88	1968	886	886	26	0	88	16.2	176.6	405	446	162.3	95.3	210.8
	Yさいたま	6.73	5598	2351	3217	261	159	2	26	220.6	3267	2060	146.8	120	188.7
	X中信	6.68	1944	1533	411	127	58	81	9.4	218.6	287	317	164.4	103.9	169.7
	W奈良健	6.67	1231	444	787	4	0	6	7.5	252.8	333	32	144.7	126.4	152.4
	V石川	5.4	1946	589	1357	98	183	86	7	181.5	301	430	150	85.2	183.8
	U横浜	4.75	1394	658	736	6	48	49	8.9	291.2	1035	0	126.6	108.8	151.6
	T千葉	3.91	2187	1312	877	21.5	0	-219	20.9	180.8	909	1111	132.6	98.8	154.7
	S利根	3.79	1563	1247	316	-4	0	68	17.5	144.3	699	273	122	136.4	126.5
	R松江	3.78	1733	628	1105	63.8	234.8	-82	9.5	121.3	141	277	135.9	120	129.2
	Q香川	3.01	697	145	552	0	0	-5	7.4	147.9	370	144	128.2	95.6	161

病床はAグループで減らしているところが多く、Zグループで増床しているところが多い。療養病床はいずれにおいてもそれなりに転換しているところがある。

「外来増減」は一日あたりでの外来患者数の増減をみたものであるが、Aグループはすべてで減っており、Zグループでは、千葉勤、松江、香川以外では増やしている。さらに外来のべ件数をみるとAグループの四法人以外はすべて外来件数を増やしている。つまり、実患者数はほとんど減らさないか増えているのに通院回数が大きく減り、そのことが一つの大きな要因となって外来収益が減少したということになる。

医師の増減をみると減らしているのはAグループの三法人だけである。しかし増加数は明らかにZグループの方が大きくなっている。しかし、Aグループの中にはかなり医師数が増えているが医業収益は減らしている所がある。

固定資産の増加率は設備投資の状況を示すが、Zグループが有意に多くなっている。増床の影響が考えられる。しかし、Aグループも病床転換などとの関係もあってか、一定積極的な投資をしている。

こうした収益の増加と減少は資本にどう影響しているだろうか。実はあまり影響していない。資本の増減をみるとZグループもAグループも道東と同仁会以外は増加させている。その資本の増加と大衆資金（出資金と地域協同基金を含む）の関係をみるとZグループの中で、長野、中信、石川、千葉、松江の五法人は資本の増加より大衆資金の増加の方が大きくなっている。つまり、この七年間の五法人の損益は、累積で赤字であったということである。地域の共同組織に頼り、大衆資金に依拠して設備投資を行い、収益を伸ばしたのである。

収益を減らした中で、Aグループはいかにして資本を増加させたのか？人件費、材料費、経費の伸びをみれば、すべてAグループが有意に低くなっている。人減らし、賃金抑制、病床転換などによる材料費の大幅削減、経費の削減、まさに血のにじむような努力のたまものであろう。しかし、これはいつまで続くのか？　医師の大量退職ということになった宮城厚生協会の事態は、もはやこうした減量経営路線が限界にさしかかっている、ということではないのか？

結論

（一）この七年間の間に民医連の経営はかなり二極分化の傾向を示した。一方に、医師を増やし、共同組織に依拠して設備投資を積極的に進め、外来を減らさず、六％以上の高度成長をする法人があり、他方に、医師が増えず、ベッドを減らし、外来を減らし、二〇億も収益を減らしながら、費用の削減で自己資本は改善してきた法人がある。

(二) 減量経営路線の限界が出てきているのではないか。よくここまで収益が減ってもやってこられたものだというのが、実感である。

(三) 積極的な収益の増加策をとれなかった理由として、医師労働過重論があったのではないか。医師労働を軽減するべきなのはいうまでもないが、「羹に懲りて膾を吹く」の傾向はなかったのだろうか。

(四) 今や、積極的な、多角的な方策によって収益を増やすことを目指すべき時である。

第六章　事務管理者からみた病院管理論
――民医連の事務職員と事務長のために

はじめに

民医連にはいって、三十数年になります。新しい世紀になってから、医療情勢はさらに激変を続け、日本の国も医療と社会保障も大きな曲がり角を迎えているように思われます。民医連も九八年の三三回総会以来、「非営利・協同」の路線を打ち出し、新たな挑戦を開始しています。情況が新しい段階になれば、それに応じて新しい時代を開こうとする運動も変化発展していかねばなりません。民医連は、どのように前進していけるのか、それなりに考えざるを得ない日々です。

千葉勤医協の仕事の中で、案外、現場の事務の人が、民医連のこれまで到達した病院の管理に関する理論や一般的な病院管理学や経営理論を学んだことがないことを知りました。たまたま、一九九八年度と二〇〇〇年度の全日本民医連病院管理研修会（病院事務長を養成するための二一〇日間の研修で九〇年から一年おきに開かれていました）で病院管理学を話さねばならないことになり、民医連の方針と管理学の本に書かれていることをつきあわせて考えてみました。

そのときにまとめたことと、これまで民医連について考えてきたことを整理しておこうかと思い立って書いてみました。話を具体的にするために、若干、自分史的なことを入れました。二一世紀の民医連運動をになう事務職員にとってなにがしかの参考になれば幸せです。

一、民医連の事務長と管理ということ

〈民医連の事務長になりたい人はあまりイナイ〉

しばらく前、九〇年代のはじめ頃、全日本民医連の事務委員会で、いくつかの県連で調べた若手事務職員の「自分のなりたい将来像」が話題になりました。

調査の結果では、病院や診療所の事務長になりたいという人はほとんどいなかった。

「最近の若い人は、マイホーム主義だし、人をまとめるような仕事は好きでないよ」

（「今の若い者は」という言葉は、古代エジプトのヒエログリフにもあるそうですが）

「自分のやっていることを考えると、若い人には魅力ないよ。残業つかないからスタッフより給料

やすいし、文句ばっかりいわれる仕事だし」

（話している事務委員会のメンバーは、事務長さんなど中年といわれる方々でした）「人を組織する、地域活動なんかやるとちがってくるんじゃないか」

「組織を動かすことの面白みがわかるといいんだけど。ジャンボリーなんかいい訓練になるんじゃないか」

「ああいった楽しくやろうというのでも、あんまり集まらないよ」

いろんな意見が活発に出されました。「事務長の魅力を打ち出さねば」といった至極まともな結論だったように思います。「民医連の事務政策」を作っていく時期のことでした。

〈事務は縁の下の力持ち？〉

一般に、医療機関の事務職員や事務長のの社会的な評価は、どうでしょうか。

「病院事務の専門性ということは、やっと最近になっていわれてきたことであり、従来は上級者は同じ経営体の他産業よりポストの一環として循環していた場合が多かったので、どうしても病院業務に本腰が入らず、親産業の方に眼がもどるのはやむをえないことであった。そして下級職員は雑用係的存在で出世も頭打ちで、上のポストには昇進できないとなれば退嬰的気風が生ずるのも当然で、何かあきらめににたような気分が横溢していることが多かった。」（高橋「病院管理学入門」五版　医学書院七六頁）これは自治体病院などが念頭に置かれているのでしょう。民間の五〇床程度の病院では事務長さんのいないところもあります。一般には病院の事務というと受付や会計窓口で仕事をする人というイメージでしょう。

外国の医療機関を実際に見学したのは、アメリカとフランスだけですが、アメリカは、オープンシステム（病院に常勤医がおらず開業している医師が患者を病院に入院させて診療する）のせいもありますが、病院全体の責任者は管理部長といわれるマスターレベル（大学院修士）の養成を受けた事務でした。フランスでは公的病院だったからでしょうがエリート官僚らしき人が院長でした。欧米諸国では、医療管理と一般管理が区別され、一般管理は事務の仕事のようです。

しかし、日本では医療法によって病院の管理者は、医師でなければならないことになっています。こうした日本の特殊性が一般的な医療機関の事務についてのイメージを作っているのかと思います。

民医連では、事務職員に対する期待も実際に果たしている役割も、一般の医療機関に比べると段違いに大きなものです。かってある歯科医師の民医連幹部から、「昔は医師も看護婦も民医連でなかった（民医連のことを知らない、たとえば大学派遣の医師などに医療がゆだねられていたという意味）時期があったけれども、それでも民医連だといってやってこれたのは事務が実権を握っていてがんばっていたから」といわれたことがあります。　医療活動のすべてが民医連を知らない医師にゆだねられていて、中味として民医連といえるだろうか、という疑問は当然わきますが、そうした時期に民医連という組織をその病院が辞めなかったのは、その所有が地域の人々によるものであり、その人々に支えられて事務ががんばったから、というのは確かでしょう。

それでも、民主運動の中でも民医連事務の役割の理解は、それほど広がってはいなかったと思います。やはり、九〇年前後のまだバブルの気分の残る頃、学生からの民医連事務職員への応募が極端に少なくなりました。スカウトのために全学連を訪問しました。そのときに応対してくれた役員の方から、率直に「民医連というのはお医者さんの運動組織と思われていて学生の中での評判は良くないんですよね。生協や福祉作業所の方が自己実現できると思っている学生が多いと思います」といわれ、かなりショックを受けました。

民医連に対する学生などの評価が大きく変わったのは九五年の「阪神大震災」の救援活動の後ではないでしょうか。全学連の書記長をした方が、いま全日本民医連の事務局で働いています。

かって、あるいはいまでも、「事務は縁の下の力持ち」ということをききます。世の中には、「自分でいうのはよいけれど、人からいわれたくはない」言葉があるようで、この言葉もそのたぐいのように思われます。

〔先生と侍の世界、士・農・工・商〕

同じようにやや自虐的な感じで、「医療の世界は先生と侍の世界、事務だけが平民」（医師や薬剤師の師は先生、栄養士や看護婦《看護士》は士で侍（いまは看護師で師＝先生になっています）、それぞれ国家資格を持った職種であるのに対して、事務はそうした資格が要求されない職種である）とか、「病院は士・農・工・商の封建社会」などといわれたりします。

士は、医師、武士は食わねど爪楊枝でプライドだけが人生だ。

農は、看護婦、最大多数種族で、となりの田んぼ（人間関係）が一番気になり、時としてまとまって一揆を起こす。

工は、放射線技師などの技術部門職種、職人の典型で「患者は死んだが良い写真が撮れた」になりかねない。

商は、事務、金を握って影でうごめく。

いずれの職種に対してもかなり「悪意」のある言い方ですが、奇妙にあたっているような気がするところがいやらしい。

ただ、医療機関の中では、事務が医療についての専門的な教育を受けていないが故に、かえって最も患者に近い感覚を持ちやすいということは言えるかもしれません。また、これまでは事務職員の多くが民医連や民主運動の活動家であり、共同組織などの地域活動の先頭に立ち、民医連の様々な運動面でリーダーシップを発揮してきました。

医療機関を構成する職種は、そのほとんどが専門職です。事務にも会計、保険制度、医療関係法規など様々な専門的知識が要求されますが、そうした一定の実務的な知識を備えることは当然のこととして、民医連の事務に最も期待されていることは、直接医療に関わる医師や看護婦などの職種が、働きやすいように、医療チームをまとめ、援助する機能です。これもその意味でのリーダーシップの問題でしょう。

患者の立場にたつ医療を展開するために、他の職種を援助する立場でリーダーシップを発揮する、それが事務であり、それを一身に体現しているのが事務長です。

〔管理は社会的な有用労働〕

労働運動の活動家の方と話すと「管理者だけにはならなかった」と誇りを持っていわれることがあります。また、ある弁護士さんから「自分の事務所は労働事件を労働者の側にたって取り組んできたので、万一、千葉勤医協と労働組合が紛争となった時に経営側の代理人にはなれない」といわれて、まいってしまいました。そこで管理ということと民医連のそもそもについて少し考えてみたいと思います。

個々の人間のたとえば土器を作るという労働においてさえ、何を作り出すのかのイメージ（目的・目標）がまずあり、それを達成するために粘土を採集し、土をこね、形を作り、乾かし、焼くという合法則的な過程がたどられます。どこの粘土がよいか、どのくらいの時間焼くか、などそれまでに多くの人間の労働から得られた経験がその人の労働を自ずと規制（コントロール）していま す。

これが狩りをするとか田んぼを作るという集団的な労働となれば、共通の目標に向かって任務を分担して協力する（分業と協業）ことが必然となり、リーダー（管理者）が必ず生まれます。

このリーダー（管理者）は、目的を明確にし、個々の部分ではなく、常に全体の利益の立場から判断し、調整する独自の仕事をすることになります。つまり、人間の集団的で組織的な労働がある限り管理労働は独自に位置づけられる社会的に有用な仕事（社会的有用労働）であると思います。

ところが資本主義の世の中においては、労働が必ずしも喜びではなく生存のための苦役になっていることが多く、管理されることは経済的におかれた条件を背景として、強制されることとなり、管理の強化は搾取の強化となります。そして管理者（この場合使用者、資本家）と労働者は敵対的な関係にさえなります。つまり、資本主義のもとでは一般的な管理労働は、社会的な有用労働であるとともに搾取を強化する労働でもあるという二重の性格があるということになります。（この点について詳しくは山口孝著「社会革新と管理労働」汐文社を見てください）

それゆえに、今の世の中の矛盾を感じて社会革新を志した人にとっては、管理労働は労働者を圧迫するものであり、管理者すなわち体制側とうけとめる傾向があったのでしょう。

〈民医連の管理は社会変革の志とともに〉

民医連の医療法人や医療生活協同組合は、社会の進歩と発展のために作られたものであり、民主運動の一部であり、企業の形態を活用して運動が展開されています。少なくともそこで今働いている中心的な人々は、管理者であろうと無かろうとその経営を守り、運動を発展させることで社会変革に貢献しようと志しています。

民医連とそこで働く労働者の問題について、民医連の公式見解においては「民医連の中に搾取はない」という立場です。（これについては、いろいろな意見があるでしょう。私は、「少なくとも、民医連で働く労働者と民医連の管理者との間に基本的な階級的対立関係は、その民医連経営体が民主的な集団所有と大衆的民主的管理運営によって基礎づけられる限り、存在しない。それ故に一般的な労資関係に言われる搾取関係とは民医連の内部の関係は異なる。剰余労働の私的取得を搾取というなら、そうした私的取得は存在しない」という立場です。より詳しくは拙著「医療運動と事務」(同時代社)の中の「民医連経営体と労働組合運動」を参照してください)

最近、民医連は「非営利・協同」ということを強調しています。民医連のような経営体が決して特殊なものではなく、相当に広い範囲で存在し、経済セクターの中で独自に位置づけられる存在であることの確認と、いわば、民医連運動のウイングを右に広げていく実践的な方向性を示すものだと思っています。(「ウイングを右に広げれば機体は左に向かう」という言い方もあります)。これについては、私の現時点での考えは、「民医連医療」三三七号「二一世紀に向けた共同組織の展望」で述べています。非営利・協同の路線は、民医連運動に介護の分野での新たなアプローチなど様々な課題を考えざるを得なくしています。

新しい時代に向かって民医連の管理に携わるもののやりがいはさらに大きくなっていると思います。

民医連においての管理は、社会の進歩とつながるものでなくてはならないし、そのようなものとして鍛え上げられてきたのです。

〔民医連事務の生きがいと管理〕

医療関係者の間に〝医師は技術で、看護婦は人間関係で、事務は生きがいで悩む〟という「悩みの三大相場」ということが言い伝えられています。

確かに、民医連の事務の場合も、自らの仕事にやりがい、生きがいを見つけられないということをときどき聴きます。〝石（医師）の下にも三年〟とか〝イジケの医事〟というちょっと悲しい自虐的な言葉もあります。（最もはじめのは、辛抱すれば成功するという意味の民医連事務の発明した？ことわざかもしれませんが）

実は、私も民医連に入り立ての頃、医者に成ろうかなとちょとだけ思ったことがあります。実務が嫌いなわけではありませんでしたが、毎日の窓口業務だけでは何か物足りないと思ったことと、今もあまり変わりませんが、当時の宮城も圧倒的な医師不足でしたから。ある大先輩に話したところ、「医者より事務幹部の方が足りないんだ」と一喝されました。

当時の仕事を思い出してみますと、まず、患者さんを受付してカルテをつくり、診療が終われば患者負担を会計する。月初めには保険請求。まだコンピューターのない時代でしたから、レセカル方式（カルテにレセプトを挟み、その日の会計の時にレセプトにも記入して行き、月末にはほとんどでレセプトができあがっているハズの方式）で一枚ずつ作成していました。その他毎日の窓口会計、これがまた、合わないんです。「前日五千円の不足、本日六千円の過足」という毎日でした。（今ではレジを廃止してコンピュウターで会計しているところではほとんどこんなことはないと思いますが）

入職してすぐの頃から、当時最も注目されていた公害問題などで地域での調査活動などもしましたが、そうした活動の方が毎日の仕事より、私としてはおもしろかった。また、選挙で病院の職員が作った日本共産党後援会の事務局長もしましたが、これは病院のどこに、どんな人がいるのか知るのに大変役に立ちました。

民医連の事務職に期待するものとして必ず上げられるのが、実務能力と組織能力です。生きがいという点で、私の場合は人に働きかけたり、組織をまとめたりすることが好きだったのでしょう。実務と組織は実際にはつながっています。データがない限り病院の現状を分析し方向を考えることはできません。民医連事務の生きがいはこの二つの探求の中にある、と思います。

〔事務労働の変容〕

最近では医療における事務労働は大きく変化しようとしています。今ではほとんどの病院でコンピューターが導入されています。そして、それが今オーダーエントリーから電子カルテに向かって進んでいます。かっては、多くの病院に医療と保険点数に精通し、どのように診療し、どのようにカルテに書き、どのように保険請求すれば、より多くの収入を上げられるかよく知っている人がいました。いわゆる請求漏れのチェックが重要でした。コンピューターの導入によって、そのノウ・ハウの多くがコンピューターのソフトに含まれ、この「保険請求の達人」が姿を消しました。カルテから保険請求情報を入力する仕事は残っていても、その医療行為が何点であるかの知識はほとんど必要とされなくなったのです。これがオーダーエントリーになれば、発生源入力ですからほとんど医師が入力することになります。医事課での仕事は、医師が入力したコンピューターの画面に表示されたものによって窓口会計を扱うことになり、入力業務はなくなるでしょう。医事課の業務に従事することが必要な人数は大幅に減ると思います。また、減らせなければオーダーシステムにする経営効果は半減してしまいます。電子カルテになれば、そしてそれはそう遠くない未来の話だと思いますが、保険請求業務の比重はさらに低くなってくると思います。

一方、診療報酬制度の面でも大きな変化が生まれています。老人医療、介護保険などでは「定額制」がすでに大幅に導入されました。厚生省は急性期医療についても定額制（日本型のＤＲＧ）の調査・研究を進めて、その結果、すでにいくつかの大病院ではＤＰＣ（Diagnosis Procedure

Combination）になっています。これは医療の後退を招きかねない、と心配されていますが、事務労働という面からすると、出来高払いよりは保険請求は単純になるかと思われます。（もっともこれは決め方次第でかえって複雑になるかもしれませんが）

ともかく医療事務の存在する意味は大きく変化してきていると思います。

この変化を積極的にとらえるとするなら、今までよりもいっそう、事務職員の実務と組織の能力（これに政策能力が含まれるとして）、すなわち、管理能力が求められる時代になったのではないでしょうか。そうでなければ医療機関における事務の存在意義は今までよりも低下し、職域は狭まることになるでしょう。

〔事務も専門分化するべきか？〕

医師の中では「一般医」と「専門医」ということが言われます。内科、外科、小児科、という分科は、あまり論じられることなく当然視されているように思えます。民医連の場合、この点でもかなり独自に深められてきました。ほとんどの民医連では、新卒の医師を受入れて医師養成につとめていますが、そこでは、内科、外科、小児科、などを経験します。こうしたいわゆるローテート研修は今では民医連以外でもかなり一般的なものになっています。民医連の医師はこうした研修を基礎にいわゆるサブスペシャリテイを大学などの研修先で身につけ、各科の指導医になるというのが多いようです。つまり、民医連の医師は「一定の専門分野を持った一般医」というのが理念的な姿でした。ですから外科の医師が診療所の所長になるなどということは普通に見られます。それでも眼科や耳鼻科、精神科などはその科の患者さんしか普通は診ないという意味での専門医です。同じように内科の中がさらに専門分化して、循環器科の医師は循環器の患者しか診ないということがよいのかどうか、など専門分化の今後については、なお模索の中にあると言えるでしょうか。

事務の場合、総務、経理、医事、組織などにセクションが分かれますが、民医連の事務でもこれらについての一定の基礎的な共通の知識レベルを持つべきではないかと思われます。しかし、それを制度的に具体化しているところはあまりないようです。事務の場合おおやけに認められた資格制度としては実際の業務で要求されるのは簿記の資格ぐらいでしょうか。民医連には「統一会計基準推進士」という民医連内認定制度もあります。総務関係も医療法関係の知識、労働法の知識などかなりの知識水準が要求されますが、特別の制度はありません。社会保険労務士に挑戦する事も考えられますが、多くは外部の専門家に依頼することが多く、必須のものではありません。民医連に特有の組織活動（医療生協の組合員活動や友の会の活動）となれば、これはもう教科書もないといって良いのではないか。

そして、事務長にはこれらの全てについて一定の水準で理解していることが求められるのです。また、実際問題として、ある特定の業務しかできない事務職員となると人事配置上も大変困ります。民医連の事務は、一つのことしかできないような早くからの専門分化は、すべきではない。一定の基礎知識を身につけ、どの分野にも挑戦することが出来る。進んで任務に就くというかまえが、少なくとも事務長を志す人には必要だと思います。

民医連運動には、様々な人がいろいろの動機で参加しています。「地域の中では比較的安定した職場だから」という理由も事務職の場合結構あるかも知れません。しかし、医療専門職の場合は、「良い医療をしたい」ということが最大公約数としてある、と考えて良いと思います。民医連の事務職員がこのことをしっかり理解し、組織的にこの共通の願いを保障するために働く、その長い生涯にわたる仕事という山行的な道程の中に事務長という一つのピークがあると思います。

二、事務長になるということ

〔わたしの場合〕

わたしが民医連にはいったのは、たまたま大学院生の時期に結婚した相手が民医連の看護婦であった、ということが大きかったと思います。入職してからは、先ず外来医事課に配属されました。それまで宮城民医連の坂病院に大学卒の事務職員はあまりいませんでした。この時期、一九七三年に、私を含めて三名だったと思います。公害問題や自治体革新の活動などいろいろの活動に積極的に参加していましたが、圧倒的な幹部不足の折から、入職して一年ぐらいでもう一人と一緒に「事務長室付き」という肩書きになり、医療活動面を担当しました。三年で事務長補佐、五年で事務長になりました。一九七八年のことです。この話をするとたいてい「すごいスピード出世ですね」といわれます。民医連の事務の世代論では、戦前からの活動家や中国などからの帰国者、レッドパージ組などが第一世代。六〇年代ぐらいからは学校の先生や銀行から第二世代が「任務として」参加しています。その後、第三世代として、七〇年代に学生運動を経験した人がストレートに民医連に入ってくるようになりました。八〇年代の後半ぐらいからは学生運動の衰退と関連して、民医連に入ってから社会的に目覚めるという第四世代になっています。私は卒業の遅れた第三世代といえます。宮城民医連には第二世代が非常に少なく、そのためにこうした任務付けになったのでしょう。

事務長になる前後に取り組んだのは、先ず、医事コンピューターの導入です。沖電気の物を入れましたが、そう悪い機械ではなかったと思うのですが、お互いになれなかったせいとソフト面での対応が悪く、医事課の皆さんは「ドジ電気」と悪口を言っておりました。一九七七年には、坂病院友の会の結成に取り組みました。これには、一斉地方選挙で地域の後援会の事務局長を担当して、地域のみなさんと知り合いになれたことが大変に役に立ちました。

そして、病院の増築増床。わたしが入った時の坂総合病院は、一般病床一七五床・結核七五床の規模でした。それが一九七八年の三期建設をへて結核病床をだんだん縮小し、最終的には三三〇床の一般病床になりました。事務長補佐の時期からこれに専任的に携わりました。病院を一つ作ると一人事務幹部が生まれると言われたことがありますが、実際、この建設は、大変勉強になりました。この中身づくり（管理の仕組みなど）のために、北海道勤医協など全国の先進的なところを大勢で見学しました。"百聞は一見に如かず"で実際に現場でみて学ぶことは、何物にも代え難い生きた知識を与えてくれました。

一九七八年、事務長になったとき、まず大慌てで学習したのは、会計でした。毎日伝票に「はんこ」を押さなくてはならないのですが、その意味がわかりません。決裁ということですが、実際には、ほとんどは既に支出されています。仕訳ということの中身が見当がつくようになったのは、二年ぐらいしてからでしょうか。それでもおもしろいことに、毎日数字とにらめっこしていると、異常なものは自然と気がつくようになりました。本も読みましたが業者の主催する大変基礎的なセミナーが名古屋であって、それに行った後ようやく会計上の資本とか、貸し方借り方という言葉の意味にこだわってはいけない、などのことがわかったという状態でした。

もう一つ事務長に成り立てで大変苦労し、勉強になったのは、医師との関係でした。当時の宮城民医連では、昭和二〇年代～三〇年代に卒業して民医連の医師になった第一世代から四〇年代に卒業した医師へのトップの世代交代の時期を迎えていました。また、財団法人宮城厚生協会は、統一経営とはいいながら、色濃く開業医の連合体という要素を残していました。そうした中で菅原病院（現栗駒クリニック）の院長先生がお亡くなりになり、この施設の存続のあり方を巡って、激しい議論が繰り広げられていました。また、この時期に坂病院の総婦長の交代を巡って問題が起きました。「こうした重要な人事について、医局にはからなかったことは問題だ」という声が医局から吹き上げたのです。この問題の収拾には、かなり苦労しました。

こうみてくると、医事業務、地域活動（共同組織や環境運動）については、事務長になる前に経験していますが、経理、総務、医師関係は事務長になってから勉強したといえます。これが北海道のように診療所がたくさんあって、その事務長を経験することが事務幹部になる上でのの定められたコースになっているのであれば、大変ありがたいことだと思います。

〔事務長の能力と素質〕

私が、何とか事務長の仕事がわかるようになり、あまりご迷惑をかけないようになったのは、事務長になって二年ぐらいしてからでしょうか。私の人事は、かなり乱暴な任務配置であったと思いますが、当時の宮城の医師、事務幹部が急速に世代交代をすすめていたという状況の必要に迫られてのことであったと思います。

「その職務にふさわしい能力は、なってからしか身に付かない」と私は思います。それでも事務長になる前に最低限身につけておくべきことはあると思います。それを列挙しておきましょう。

第一に医療についての理解です。

その病院の医療ではどこが強いのか、どんな仕組みで動いているのか、地域の中での役割はどうか、医療従事者としての医学的な常識、医学史の本を一冊は読んでおくこと、医療情勢や医療制度、などです。特に三〇〇床レベルの病院の医療と診療所の医療は相当違います。以前、ある法人で診療所の事務長さんが病院の経験が全然ないのに三〇〇床のセンター病院の事務長に任命されました。うまくまとめることができず混乱が生じました。そのとき全日本民医連の経営対策部長をしていたので医師部の先生と一緒に対策に出かけました。その先生がこの人事について、「これは〇〇先生（内科のベテランの医師）がいきなり盲腸の手術をするようなもの、いやもっと大変かもしれない、医者は一応は解剖学や外科学を勉強しているけど、それもないんだもの」といわれたのが強く印象に残っています。その病院の医療についての理解は、経験することがもっとも必要です。医事業務を数ヶ月やれば病院の医療の仕組みはだいたいわかります。医学的な常識は、かなりの病院や県連・法人で事務職員の医療の基礎知識のような講座を開いていると思います。

第二に、医事・経理・管理についての知識と経験です。

医事業務は、ほとんどの民医連で事務職員が入職すると、まず、受け付け業務に配置しますから、その中で身につけられます。経理業務は経験できないこともあると思いますが、簿記三級程度の知識は最低必要です。今の民医連なら統一会計基準推進士ぐらいにはなっておきたいところです。管理については、事務長になる前に職場や診療所での経験が積まれていることが望ましい。管理者としての素養があるかどうかは、様々な運動や委員会、プロジェクトチームでの実践もみられていきます。管理の点では、本を読むことを強調したいと思います。ここで引用している高橋さんの本は是非持っていたい本です。民医連では、組織と管理について基礎的なことを知らないで、経験だけで管理していることが結構あります。「経営学の本はどれがいいと進められるものがない」と民医連の「病院管理研修」の講師に招いた学者がいっていましたが、経営学の用語の意味ぐらいは知っておきたい。私が呼んでおもしろくてためになったなと思っているのは、ドラッカーの本と最近では黒猫ヤマトの社長さんが書いた本もおもしろかった。「失敗の本質」や「アメリカ海兵隊」のような本も参考にはなります。

事務長に必要な能力とは、方針を作れることとそれを推進できるということだと思います。方針を作れるというためには、問題の所在を認識し、解決するためにはどうしたらよいかを考える知識と力、様々な人の意見を聞き文章にまとめられる（まとめるとは一定の方向性を持って意見を集約し、合意を形成することです）、人にわかるように話し、書くことができる、などのことが必要でしょう。物事を推進する力とは、人をその気にさせ、計画を立て、任務を分担し、組織としてことが進むようにする力です。この二つは、政策力と組織力と言っていいかと思います。

事務長の「素質」あるいは「資質」というのは、実は「こういう人を事務長にしてはならない」という意味で語られることが多い問題です。事務長の仕事というのはオリンピックのマラソンで金メダルをとったりするような特別の才能が必要な仕事ではありません。そのような才能はいりません。しかし、一定の人格的な条件は要求されると思います。

まず、団結する能力です。「俺が、俺が」という目立ちたがりは、一概に悪いことではありませんが、それが度を超えていたり、いつでも人のせいや外部的な事情のせいにして仕事の責任をとらない、要するにまとめる力がなく、信頼されない人は事務長にはできません。それから決断力も一定必要だと思います。ただし、これはある程度は経験と訓練で身につけることができます。また、ほとんどの問題は集団的な会議の場で決めることができますから、いつまでに何を決めなければいけないかがわかっていれば、かなりのことは決断できます。時として「何かが引っかかってすぐに決められない」、ということがあります。そうしたときには、無理に即断即決してはいけません。これまでの経験が（あるいは逆に知らないことから）サインを送っている場合があります。まず、なぜ引っかかっているのかをよく考えて、問題の所在を明確にすることが必要だと思います。そして決定したなら、できるだけ「なぜそのようにしたのか」をはっきり示すことができるといいと思います（案外公表をはばかる理由というのがあるのですが）。

最後に、金銭的にだらしがない、人格的に濁りを感じるような人は、絶対に幹部にしてはなりません。ただ、これは案外にわからないことがあって、事務長になる前には優秀な活動家だった人が、事務長になって権限を持ち、お金を扱いだしたとたんに、事故を起こしたということもありますから、要注意です。

親分肌だけれども、派閥的な人間関係を作ってしまうというのも困ります。実務能力は抜群だけれども、どうにも組織をまとめられないという人もいます。これは、完全主義で人にも自分にも厳しいという人に多いようです。だいたい人は自分に甘く、他人に厳しい傾向にありますが、それが極端で、人のミスは厳しく指摘するが、自分のミスは認めないというタイプの人はあまり事務長には適任でない場合が多いでしょう。一方、人に対して寛容にすぎ（あるいは人から悪く思われたくない、誰からもすかれたい）、ミスをきちんと指摘できない、人をしかれないというのもこまります。ただこれは訓練で何とかなることが多いようです。

〔事務長の養成〕

（1）県連の「事務政策」

事務長はある日突然に生まれてくる者ではありません。民医連の事務職員全体の中から、教育され、養成されて、できあがってくるものです。

では、民医連の事務職員は基本的に、みんな事務長の候補者であるといえるでしょうか？ 私は診療所の事務長にはみんながなれることを目標にすべきではないかと思いますが、一定の規模以上（一〇〇床より上？）の病院の場合は、自然に候補者の範囲が限定されてくると思います。

事務職員の一般的な成長と任務配置の基本的な考え方は、県連の事務政策に示されているべきだと思います。その中では、まず、「実務者であり、組織者である」という、事務職員の基本的な任務を果たせるようにどう成長していくのかということが明らかにされねばなりません。それとともに、事務職員の専門性ということをどう評価するか（仕事に対する評価、経理、総務など）も大事だと思います。

（2）幹部候補と人事異動

民医連の事業的な意味での成長のテンポは、かっての病院が常に大きくなっていた時代とは違っています。一人一人の職員の生き甲斐や目標をどのように探求していくのかが問われていると思います。この点では、毎年の育成面接とそのファイル化が重要でしょう。いわゆる専門職と一般職というコース分けも、一定期間（五年〜一〇年くらい？）の全般的な業務経験の後には、必要かもしれません。一人一人の職員について、その成長を促すように、記録を蓄積します。事務職員の評価をどういうメンバーでするのか、はっきりさせておくことも重要だと思います。（たとえば、病院では職場責任者の評価にプラスして担当の管理部が行う、事務幹部の評価は事務系の理事集団でなど）

職員に対する評価の仕組みができれば、その蓄積によって幹部候補者が浮かび上がってきます。幹部候補者は、医事、経理、組織、医局を経験することが望ましい。さらに、診療所の事務長や病院の副事務長などを経験して、事務長に昇格するということができれば最善だと思います。

ところが、民医連ではこの人事異動ということがなかなかスムースにできません。一般の企業では、移動の決定がされたら二〜三日で移動する。業務のマニュアル化、それぞれの仕事の仕方や権限、移動の際の引き継ぐ事項などが定まっています。（銀行の支店長は一週間で引継をすますということです）。民医連では、ある人を移動するとそこの業務が動かなくなるという問題が出てきます。”余人を持って替え難い“ということがいわれます。業務の中身が基準化されていず、人の頭の中にのみ仕事が入っているということがあります。業務の基準化などの改善は当然必要です。しかし、それができなければ人事異動ができないと言うことにはなりません。考え方次第ではないでしょうか。少し、乱暴なようですが、その人が病気になったり、やめたりという場合を考えれば、何とかするのですから。一定の人を事務長として養成しようと決めたら、断固としてローテートして養成していくべきです。

〔事務長と医師〕

事務幹部の配置は、事務だけの問題ではありません。院長にとって事務長は、片腕であり、頭脳の半分を任せているような存在ですから、その選考に無関心でいるわけにはいきません。時として事務幹部集団の意見と院長や医師集団の意見が食い違うことがあり、拒否権発動のようになることがあります。こうした事態は避けなければなりません。事前の調整が大事で、十分に意志疎通しておくことです。しかし、十分に意見を聞くプロセスを経て、出された意見に対する答えもそれなりにあって、評価の問題での不一致が残ったという場合には、法人としての意志が尊重されるべきでしょう。事務系の人事は、事務幹部集団が中心になって決めるというルールが医師を含めて確認されなければなりません。これはその他の職種についても、法人の意志と他の職種との調整を前提とした「職種自治」という点で共通することではないでしょうか。

八〇年代に、いくつかの法人で医師の専務が誕生したことがありました。私の知る限りでは一つの例外のほかは、うまくいかなかったと思います。こうした医師が専務になるというケースは、事務幹部集団に対する不信任の表明といえるでしょう。実際、会計制度がいい加減で、公認会計士の調査で膨大な赤字が隠されていたことが判明して専務が解任され、医師の専務になったという場合もありました。こうしたときに一時的に混乱を収拾することを目的とした場合はともかく、できるだけ早く事務系幹部にスイッチするべきだと思います。これは、民医連を構成する各職種の階層的な特殊性と関係しているのではないかとおもいます。

〔幹部の外部導入〕

以前、東北の大病院の院長から「民医連の事務幹部は外部導入に限ります。銀行とか他の経験がないとダメ」といわれたことがあります。民医連の歴史からみると、確かに第二世代の事務幹部は、その前身は銀行や自治体の労働者、教師などで労働運動経験を持ったひとがかなりいました。民医連の経験しかなくて、世間一般の経営のことを勉強していなければ、確かに民医連的な常識は、世間一般の非常識ということになりかねません。

一方、外部から民医連のことをよく知らないで民医連の管理者に就任した人は、かなり苦労されています。医療に固有の複雑な問題があることに加え、民医連運動の歴史的な蓄積を身につけることが必要になります。また、私自身痛感していることですが、いきなり専務などになると、知っている人がごく少ない。すぐには、人の評価ができないので、集団的な検討に依存せざるを得ない。これは、独断的なやり方を防ぐ上で有効なブレーキですが、一方、いわゆる抜擢人事や個別的な幹部養成はほとんどできません。できる限り、生え抜きで広い視野を持った事務幹部が中心になるべきでしょう。

〔技術部門からの事務幹部〕

民医連には、かなり、薬剤師、検査技師、放射線技師、栄養士、MSWなどのもともとの事務でない事務系幹部がいます。「本籍薬剤師、現住所事務」というところです。たとえば薬剤師の場合、薬局長の先のポストはその職種としては病院の中にはありません。幹部の若返りという点からも事務に転籍することが多くなります。これはごくふつうにあり得ることとして考えたい。もちろん、事務幹部としての全体的な力量を身につける努力が必要ですが、なんと入っても医療についてきちんとした知識があるということは、大きな魅力です。

三、医療従事者と事務の関わり

この節では、病院を構成する様々な職種とと事務の関わり（役割）について述べます。

(一) 医　師

〈運動の担い手としての医師〉

まず、民医連の医師は「民医連運動の中心的な担い手である」こと、その役割が果たせるように成長してもらわねばならない、ということを事務幹部はしっかり胸に刻み込んでおかねばなりません。

全日本民医連の事務局長になって二～三年目の頃、あるパーティで、消費生活協同組合の幹部の方とお話ししました。民医連で医師問題が重要になっていることが話題になったとき、「それは本当に重要だよ。なんと言っても医師は最重要の商品だから」といわれました。比喩的な表現には違いありませんが、こうした医師に対するとらえ方は民医連の事務幹部は、心してさけねばなりません。民医連運動が今日のように発展した大きな要因の一つは、医師をはじめとする医療従事者が主体的に民医連運動を担ってきたからです。

運動や事業の担い手は住民やその意志を代表する事務幹部であって、医師はそれに協力する専門家であるというとらえ方は、民医連運動の医師の位置づけではありません。もっとも、そうした位置づけにもとずく運動がないわけではないと思いますし（たとえば厚生連などはそうした運動でしょうか?）、それはそれとして意義を持っているかもしれませんが。

民医連運動は、住民立の医療機関の運動であり、かつ、医療従事者の主体的な運動であるという、ある面では矛盾した性格を統一しています。住民が医療機関をつくる運動は世界的にみられるようです。インド、ネパール、ニカラグア、マリなどに医療生協があるということで、スペインのモンドラゴンにも住民立（生活協同組合）の病院があります。しかし、医師や医療従事者が主体的に運動の担い手となって、むしろ住民を組織してきた民医連運動は、やはり世界でも独特のものであると思います。最近では、スウェーデンに医師の労働者協同組合ができたそうですが、その中身はよく知りません。

医師が運動の担い手であるということは、まず、医療について他の職種の仕事の内容を含めて、技術的な水準の向上に責任を持つ役割をはたしてもらわねばなりません。これが、「医師を中心とする民主的な集団医療」の、第一の意味です。医師は現在の医療の法的な諸関係において、患者にたいする最終的な責任を負っています。また医療関係職種の中でもっとも体系的、かつ総合的に医学を学んでいます。それゆえに医療チームの中心は医師にならざるを得ません。そして、医師の医療における責任は逃れようのない個人責任です。すなわち、医師は生まれながらの管理者（主に医療の技術的な過程における）なのですが、不幸なことに管理を学んでいない管理者なのです。大学に病院管理学の講座があるところはあっても、実際の管理運営のノウハウを教えてくれるところはありません。民主的なチームリーダーとして医師がどのように成長していくか、事務管理者がもっとも関心を払うべき所でしょう。特に病院の場合、各科を越えた共通の技術的な基盤として、学術活動にも利用できるように、カルテや診療資料の管理・保存、図書や診療に必要な情報をどう整えるか、事務の重要な仕事です。

第二に、医師集団には、院所・県連の医療目標を作っていく上で中心になってもらわねばなりません。これは多くのところで長期計画委員会の構成や、論議の過程で実現されていると思います。また、それぞれの科やグループの医療目標（年度方針など）を、他の職種の意見を聞き、議論をまとめて自らの理想とするところと結びつけて、作っていくことも医師の仕事です。

さらに、民医連の医師の場合、医療制度や社会保障、自治体の民主化などに関わる様々な運動に共同組織とともに、取り組まねばなりません。こうしたいわば総合力を持った医師は民医連運動の宝であり、そうした医師をどうしたら作っていけるのか、医師集団を始め、民医連の総力を挙げるべき課題として、今重視され、取り組まれています。

〔技術者としての医師〕

以前、坂病院にいたとき、循環器科の医師が「自分の患者がガンで死んだら仕方ないと思うけれども、心臓の病気では殺さないと言う感じはあるんですよ」と言われました。実際、「診断をつけるために二日徹夜した」などと言うことはよくききました。また、別の医師から「せめて四〇歳を過ぎるまでは心臓をやらせてください」と言われたことがあります。自分が身につけた力で患者の命を救いたいという医師の原点に対する思いはとても強いものがあると思います。

また、医師の評価は医師集団の中で、実際にはかなり厳しく行われています。ただ、それはほとんど公表されておらず、事務が知ることができるのには一定の時間がかかります。患者や他の職種の評判と医師の中での評価がかなりずれることは珍しくありません。宮城民医連などでは、初期研修を終わった医師のうち、宮城に残れる医師は実際上かなり選別されていたようです。そうした評価の中心にあるのは、「技術者としての医師」であり、民医連の場合には、「患者を任せて安心できる」、ということのように思います。

一方、民医連は技術導入に積極的な伝統があり、患者との信頼関係も強いことから病院の規模の割には高度な医療機能を持っています。だいたい一〇〇床上の水準（民医連で二〇〇床なら一般の三〇〇床レベルの装備と技術を持っている）といわれます。それ故、危険度も増します。医療の安全性は、技術水準の問題でもあります。この点は、個々の医師任せにはできない、院長機能として確立していくべきことです。

一時期、民医連における高度医療や医師の専門分化の問題が全国的に議論されました。その到達点は、例外的な分野をのぞいて、民医連の医師は、サブスペシャリテイをもった一般医であるということでした。情勢の変化（医療法の地域医療計画によって増床が押さえ込まれた）によって、それいけドンドンという技術建設の時代は終わり、より全体的（病院全体の組織的な医療がどうであるか）で患者に対する安全を重視する方向に医療技術が発展しているように思えます。また、経営的な面からも診療所や高齢者医療と介護の分野の重要性が増しています。しかし、それが個々の医師のやりがいや生きがいの面でも明確になっているかどうか。それぞれの院所の医療目標を医師集団の力で作っていくことが、いっそう重要になっています。

〔医師と管理〕

ある大先輩の医師が、ドイツの医師と民医連について話す機会があり、民医連には三〇〇〇人くらいの医師がいて、民医連綱領という共通の価値観に基づいて、団結して様々な運動に取り組んでいると話したら、「とても信じられない、医師は団結できないから医師なのではないか」と言われたといいます。一般に、「医師の帰属意識は弱い」とも言われますが、その中で民医連は共通の目的の存在によって、医師集団の自覚的な結集を可能にしています。この「共通の目標」は、客観的には民医連綱領と言うことになるのでしょうが、それぞれの医師の主観においては様々で、最大公約数的には、「患者のためによい医療をしたい」という点において一致しているといえるでしょう。民医連の医師管理はここに基盤をおいて、医師集団を形成し、民医連運動の自覚的な担い手になるように成長していくという考え方で行われてきました。

医師の管理は、他の職種とはかなり異なり、「自覚的で裁量の余地の大きな労働をする労働者」の管理になります。勤務医が労働者であることは疑いありませんが、いわゆる研究職的な労働者であり、たとえば時間外労働などについて一般の労働者と同様には扱われていません。ただし、医師の労働は過重になりやすく、健康上の障害さえ生じかねません。それ故、医師の労働実態をきちんと把握し、改善に努めることは、法人の義務です。

(千葉勤医協では、医師の労働実態を把握し、個別的な対策を立て実行するために、医師特別労働手当を作り、医師の指定休日制度を実施しています)

内科、外科、などの各科長を中心に診療管理が行われますが、たとえば、主治医(研修中の受けもち医でない)と科長の診療方針が異なったとき科長は変更命令を出せるか、という問題があります。法律的にはできるといえます。しかし、実際上はほとんどできません。特に同じ科でも専門が異なっているような場合には難しいでしょう。例外的に、主治医の医療上の指示が、患者の安全に関わると判断された場合には、管理上の立場が上の医師は、指示を変更する義務があるのではないかと思います。

ともかく、医師の管理は、まず医療に関して医師の管理ラインと医局運営の両面から厳密に行われねばなりません。ＣＰＣや勉強会はもっとも大事な管理上の場面です。病院長に対して、医師は、まず医学・医療に対する見識を求めているように思われます。その次に問題解決能力でしょう。また、民医連の場合、医師委員会などの県連的な職種の自治的機構の役割が非常に大きくなっています。医師の確保と養成の方針や配置は事実上ほとんどここで決まっています。医師が集団を形成し、自覚的に自らを管理する、というのが民医連における医師管理の基本で、これと院長を中心とする医療管理が相乗的な効果を上げるように組み合わされねばならないと思います。（最近は、この医師委員会の機能の低下が問題になっているようですが）

「事務が医師にものをいえる大きさは、医師に対してどれだけ援助したかに比例する」と言うことが言われます。医師集団の形成のためにどうかかわってきたか、医学対の取り組み、政策的な指導性の発揮等々援助の中身は様々ですが、医師と事務幹部がパートナーシップを築けるところに民医連の良さがあるといえます。

ところで、長く医学対などをやっている事務と一定の医師の間に強い結びつきが生まれることがあります。なかなか移動ができない。事務幹部として総合的に成長するために様々な部署を経験する機会が失われてしまう。これは何より、その事務の人にとって不幸です。近年医学対のできる事務が少なくなって難しさが増していますが、事務幹部全体で考えていかねばなりません。

医師については多くの場合その帰属意識の薄さが指摘されます。この点で民医連の医師は、自らが民医連運動の担い手であるという自覚を持つ限りでは、最も強い帰属意識を持っているといえるでしょう。医師を診療だけに追い込まないで様々な分野の活動、特に県連規模で、の先頭に立ってもらうように配置することは重要です。

（二）看護婦

（二〇〇二年三月から看護師、保健師、助産師《ただしこの職種だけは女性のみ》、准看護師と名称が変わりましたが、看護部門の総称として看護婦と呼ばせていただきます）

〔看護婦の存在意義〕

ずいぶん昔、クローニン（イギリスの医師で作家）原作のテレビドラマの中で、「なぜそんなにきみは親切なんだ」ときかれた看護婦が（もちろん女優さん、確か中野良子さんだったと思います）「さぁ、私が看護婦だからでしょう」と答えた場面が今でも印象に残っています。

優しくて親切というのは、看護婦について自動的に抱かれるイメージです。この親切さというのは、その人個人の性格とは別のものなのでしょう。もちろん、看護婦を志す人のほとんどは根が親切で人の役に立ちたいという人が圧倒的だと思いますが……。

外来の看護婦さんが「患者さんから外来の忙しいときに電話で問い合わせなんかあると、もう、この忙しいときにって思って、足踏みしながら、それでも声だけは優しく話すんだから」と言われたこともあります。

これからは、病院の評判を決めるのは看護婦の水準かもしれません。もっとも、その水準が医師と無関係にできるものではないともいえますが。民医連ではありませんが、北海道のある病院で医師と看護婦が対立して一つの職場の相当部分の看護婦が辞表を出すという事態になりました。院長は悩んだ末、医師をやめさせ、看護婦を慰留したそうです。看護婦は「ケア」の担い手であり、「ケア」の比重は今後もっと大きくなるでしょう。

民医連は訪問看護の老舗であり、日本全体の一割くらいのシェアを持っていますが、こうした分野でこれまでの民医連看護の蓄積が発揮されています。そして、新たな医療や福祉の関係での結びつきを生み出しています。

〔看護労働〕

看護は圧倒的に女性の職場であり、そのうえ二四時間の労働が必要な仕事です。夜勤など労働条件の問題は、看護部門では特に重視すべき課題になります。

以前は民医連の労働条件は立ち後れが目立ち、その改善がないと看護婦不足が解消しないという時期がありました。八〇年代の後半の頃でしょう。医労連を中心にした看護婦増員運動が、マスコミも注目し、国民的な支持を集め、かなりの成果を上げました。その中で民医連の労働条件もかなり改善してきました。

同時に、新たな矛盾も生まれています。民医連の場合、子供が生まれても働けるようにということで、妊娠中の夜勤制限や産前・産後の保障が手厚いところが多いようです。また、院内保育所も整備されています。さらに、一日の所定労働時間も短い。そのために逆に週休二日制などを進めにくいという問題などが出ています。いずれにせよ、全職員の経営という視点で知恵を出し合い、改善していかねばなりません。

〔看護の技術・水準と評価〕

患者の安全、意欲的に闘病生活やリハビリをする上で看護婦の役割は決定的だと思います。一方、スムーズに診療が進むか、患者を待たせないか、患者が医師の説明を理解しているか、など医師の診療の介助においても看護婦の役割はなくてはならないものです。

医療の発展とともに看護婦の仕事も複雑さを増しています。その中で看護のレベルが問題にならざるを得ません。民医連の看護集団は実によく勉強し、水準の向上に努めています。「民医連看護」の到達は、三つの視点と四つの優点にまとめられていますが、看護水準は事務幹部がはっきり認識し、その向上のために総婦長などとよく協力すべきことです。

一九七九年に民医連の看護婦構成の上で、准看よりも高看の比率が多くなりました。その後も一貫して高看が増えており、今日では四年生大学卒業の看護婦も多くなっています。民医連看護の到達をまとめ、世に問う取り組みはさらに重視すべきではないかと思います。

看護診断、看護過程、クリテカルパス、等々看護のやり方やそのうらずけとなる理論もいろいろでてきていますが、そうしたものをツール（道具）としてとらえて、民医連の立場で使いこなし、世に問うような取り組みも求められているでしょう。

坂病院の事務長時代に痛感したことですが、看護婦さんの評価で、医師の評価と事務などその他の職種の評価、看護婦内部の評価が一致する看護婦さんは滅多にいませんでした。患者さんの評判は、評価の対象になる人の場合、誰でも一定の水準であるというのは、前提にしての話です。患者さんの評判が悪くては、看護婦はつとまりません（患者さんに全くふれない部署があれば別でしょうが)。医師は、飲み込みが早くててきぱき仕事ができるというのが好み。看護婦内部の評価は、職員をまとめる力や包容力などに重きを置いているのかなと思いました。事務などは、その職種に接する態度が問題。三つの職種の評価が高いところで一致したら総婦長の器、などと当時私は言っておりました。

(注) **民医連看護の三つの視点と四つの優点**

三つの視点は一九七〇年代はじめに提起され、今日では①患者の立場に立つ、②患者の要求から出発する、③患者とともに闘うとまとめられています。

四つの優点は一九八九年の看護委員長会議の時に、全国理事会を代表した私の挨拶の中でその原型を問題提起し、その後看護委員会で整理されて次の四つになっています。①総合性・継続性、②無差別性、③民主性、④人権の尊重。

〔民医連看護を世に問う取り組み〕

民医連の訪問看護ステーションは、全国の一割近くを占めています。それは一九七〇年代以来の民医連の看護婦さんの献身的で先駆的な訪問看護の実践の蓄積があったからでしょう。訪問看護を初めて実施したのは聖路加病院ですが、それが全国的になったのは民医連看護が存在したからです。ただボランテア的に実践したにとどまらず、民医連は訪問看護を国や県の制度として確立するために運動しました。今日、日本の訪問看護を語るうえで民医連をのぞいては、全く語ることができないでしょう。

その他民医連看護の中には、多くの人々の感動を呼ぶ、ねばり強い、まさに患者の立場に立った実践があります。これらを整理し、理論化していく取り組みはいくつかの本になっています。例えば「命により添うシリーズ①患者とともにある看護②笑顔が戻る高齢者看護③希望につなげる看護」(同時代社)など。事務幹部も目はとうしておかねばなりません。

一方、医療が複雑になり、政策的に入院期間の短縮が進められてくる中で、ムラのない圧縮した看護も求められています。反面、療養型病棟や回復期リハビリテーション病棟、緩和ケア病棟、老人保健施設、福祉施設、など看護婦の労働する場所も拡大しています。看護と介護の問題も生まれてきました。これに労働時間の短縮、休日の増加というそれ自体前進である変化が加わって、民医連看護も今日的な新しいまとめが必要になっているのかもしれません。

〔看護制度の一本化〕

こ看護制度の一本化は強く望まれるところです。実際、病院で行える業務の上では差がありません。中には大変よく勉強されている准看護婦の人もいます。しかし、全体的にみるとやはりせめて高等学校卒業後三年ないし四年の勉強は、看護の専門性という以上必要なことだと思います。アメリカに行ったときに訪れた訪問看護ステーションの責任者は白人のＲＮ（レジスタードナース＝高看）でその部下は全員黒人のＬＰＮ（ライセンスドプラクテショナルナース＝准看に当たる）であったことが強く印象にのこっています。准看から高看への移行措置をきちんとすることが必要だと思いますが、今の政府の対策は十分なものではありません。その一方で四年生大卒の看護婦が養成され、いくつかの看護協会の専門・認定看護婦制度(救急・重傷集中、訪問、糖尿病など）もスタートしています。看護部門の階層分化に私たちは反対です。しかし、こうした分野の一般的に認められる水準を確保し、乗り越えていくという立場で対応していく必要があると思います。

〔看護と管理〕

病院での看護婦と医師の関係は、第二次大戦前は、医師である診療各科長のもとに看護婦が配置されるという形態だったそうです。それが戦後総婦長制が持ち込まれ、なを混乱しているともいわれます。そして、「診療チーム」という概念（高橋前出六〇頁）を設定し、『フェイヨルの橋』（高橋前出五三頁）の理論を使用すれば基本的な組織論と矛盾なく、理解することができる」と述べています。

この問題について、私はそもそも病院の管理は、医療的・技術的な管理の過程と職種的・経営的な管理ラインとが同時に存在している、二重の管理こそが病院の管理の特質ではないか。ということを述べました。（拙著『医療運動と事務』所収：民主的集団医療についての試論）今でもこの考え方でよいと思っています。高橋の「診療チーム」は「必要がある間存続し、存在理由の消滅とともに解散される、きわめて流動的なもの」（六一頁）ですが、たとえば外来の各科の看護婦の配置は、それほど一時的なものではありません。 また、民医連で多くのところで作られている慢性疾患のチームや診療委員会なども一定の期間にわたってメンバーは固定されます。こうした組織は、患者に対応する関係において、医師を中心に各職種が放射状に結びついた組織であると考えられます。民医連看護の民主性は、この民主的な集団医療の組織的な具体化においてもっともよく示されているといえるでしょう。

実際の看護の仕事を考えてみると、病棟などでも実に多くの事務労働が含まれています。「外来看護では九割が事務労働だ」といわれたこともあります。そのためか、近年外来や病棟に事務や医療秘書が進出しているようです。また、医療経営の厳しさから、外来では、一つの診察室に一人の看護婦が付くという状況は、既に過去のものとなっているようです。看護労働の一定部分を事務が引き受けていくというのも時代の流れかと思います。

しかし、その場合も事務は事務部門の管轄にしておいた方が、看護部門の中に入れるよりも、よいように思います。診療事務は、本来ならその病棟や外来に配置された事務長的な存在として位置づけたいところです。しかし、現実にはそのような役割が果たせる人は多くありません。即ち、事務長的な役割を果たす部分と実務的に支える(カルテ諸資料の整備、物品管理など)部分に、病棟・外来に配置する事務は分けて考え、事務長的な機能を果たす部分が、看護部門や担当医師との調整や政策的な業務に当たることになると思います。

〔看護と介護〕

二〇〇〇年四月から介護保険が実施され、民医連でも急速に取り組みが進み、介護福祉士や一級二級ヘルパーが増えてきました。この職種はさしあたり看護部門に属し、介護福祉士の中に職務責任者や主任をおいてまとめているところが多いようです。

もともと介護という言葉そのものが法律上特別養護老人ホームの制度を造ったときの官僚の造語であり、本来は看護に属するものといえましょう。いまは介護の位置づけや報酬が低く抑えられていますが、いずれ、かって看護の分野で起こったように、社会的地位の向上を求める大きな運動と世論が広がっていくでしょう。

いま大切なことは、介護の内容についてその重要性と専門性を明らかにし、世に問うていくことでしょう。介護は家族がふつうにしていることで、核家族化のためにやむなく社会的にしているのだという考え方は、とることができません。そんなことをいえば、食事は家でもしているのだから栄養士も調理師も専門職種ではないということになります。介護を社会化したということは、それに携わる職種を社会的に独立して位置づけた、即ち専門職として認めたということです。民医連では、看護部門との統一的な指導を前提に、介護職種の職種的な〝自立〟、職種としてのまとまりを促進し、その中で看護と介護の民主的な協働を発展させて、新たな統一的な発展をめざすべきだと思います。

病棟などに配置されている看護補助者とは全く別に位置づけた方がよいと思われます。

㈢ 技術部門

薬剤師、診療放射線技師、臨床検査技師、栄養士、調理師、臨床工学技士、理学療法士、作業療

法士、心理療法士、視能訓練士、言語聴覚士、鍼灸師、歯科衛生士、歯科技工士、社会福祉士、MSW，義肢装具士、救急救命士、介護福祉士、ケアマネージャー、ボイラー技士、電気技師、等々。病院の中にいるかもしれない職種を羅列すると、医師、看護婦、事務以外にこのくらいになりました。これがさらに、古い制度の衛生検査技師がいる、などさらに細分化されます。また、検査の中の担当分野によっては、例えば病理の細胞診診断士や聴力検査士などのように学会などの認定資格が重要な意味を持つものがあります。栄養士も病院の場合管理栄養士をおかなければならないとされるなど実に複雑な資格制度になっています。それに名称・業務独占、名称独占など資格の範囲もいろいろです。

こうした職種はそれぞれ固有の業務があり、こうした職種の民医連職員は、まず何よりもその業務において要求される水準に達することが第一義であり、またその点で民医連は一般によく努力されているし、医師や他の職種との関係の良さが長所になっています。

これらの部門の管理に際して、しばしば医師との関係が問題になります。放射線の場合放射線専門医が常勤でいる場合には、その医師の科長が責任者であるのがふつうです。

検査の場合にも担当の医師が責任者であることがありますが、民医連の場合には兼務のことが多く、あまりうまくいっていないことが多いように思います。

この問題でも、技術的な管理と人事・労務管理については一応分けて考えることができると思います。民医連の大きな長所は、職種自治。それぞれの職種が自覚的に県連の民医連運動に責任を持つ、例えば、放射線技師の診療所への配置については県連のローテートで保障することを放射線部会で決定する、などのやり方がとられています。それ故に放射線の専門医がいるところでも放射線技師の技師長がおかれ、人事労務管理と技術的な管理に分けられているのでしょう。

時として技師長にふさわしい人材がいないということで、各パートの主任だけがいて全体の職場責任者がいないということがあります。こうしたときには職場での選挙をやってでも責任者を決めなければなりません。不十分な管理でも管理がないよりはずっとましなのですから。

坂病院にいたときには、薬剤、検査、放射線、給食の各部門ごとに医局で選出された担当の医師や看護、事務などを含めて委員会を作りました。たとえば、薬事委員会は、法定の委員会ですが、新薬の採用、治験薬の承認、薬局の業務などについて他の職種との調整を含めて決定権を持ちます。参加した医師はここでの決定を医局に徹底する責任があります。その他の委員会も同じようなものでした。

前にも述べましたが、技術部門は事務幹部の供給源にもなっています。例えば薬局長の上はありません。それ故に多くの人が世代交代のためにも事務部門に移籍し、事務幹部になっています。積極的にとらえるべきことでしょう。

この部門はそれぞれの職種によって個性が異なっており。一つにまとめて管理する必然性のあるものではありません。担当の事務幹部を置いたり、職場責任者会議をこの部門でまとめて開いたりしますが、あくまでも実際上の便宜からくるものといえるでしょう。

(四) 事務部門

事務部門は、医事(外来・入院)、総務、経理という別れ方が「原型」でしょう。民医連の場合、このほかにSE、診療事務(看護事務)、医局担当、組織担当、労務現業部門が事務部門に属していることが多いようです。

〔医事・診療医事〕

日本の保険制度の特徴から、事務というと受付と保険請求が主な仕事というイメージが強く残存しています。しかし、既にふれたように、この部分が最も大きく変化しています。大きな病院では、遠からず、電子カルテは普通になっているでしょう。介護保険のようにコンピューターネットワークによって請求されるようになり、請求に関する業務はほとんどが点検的なものとなり、その上定額報酬制が広がるので、この業務は医事の業務の中では比重が下がっていくでしょう。これまでの医事の業務は、新患、再来の受付、会計(これもカードの普及によって自動会計が広がっていくでしょう)が残るくらいでしょうか。しかし、受付業務は患者が最初に医療従事者と接する場面であり、その重要性は特に強調すべきでしょう。カルテの管理は診療録管理士を中心とした別個独立のセクションにすべきです。

今なお保険請求が業務の中心になっていて、常勤職員はコンピューターへの入力に懸命で患者さんの前には出ない、患者さんの相手をするのは、派遣労働者というところがありますが、配置の考え方としては逆立ちしているといえます。

診療医事は、病棟や外来の診療現場に配置される事務職員であり、診療データの整理、患者の案内など医療秘書的な仕事も含みます。しかし、民医連の場合、中心的な業務は診療委員会の事務局長として、診療チームをまとめることが仕事です。これはかなり高い能力を必要とします。医療についての知識、会計がわかること、政策力などを研修・訓練して養成していかねばなりません。

医事業務の構造転換を成功的にできるかどうか、大きな課題です。医療秘書という名称で養成され、診療の介助や看護事務に携わる職種もありますが、私自身は実際に一緒に仕事をしたことがありません。

〔SE〕

システムエンジニアは、ある程度規模の大きな法人でないと独立した部署にはなっていないと思います。法人電算室という形でまとめているところ、大きな病院の一つの部署にしているところ、いろいろだと思います。電子カルテになっていくことや法人院所のネットワーク化、院所ごとにホームページを開設して院所の医療情報を公開するなどのことが必然とすれば、また、社会全体のコンピューター利用がさらに発展するであろうことを考えれば、この部署は大いに重視すべき所だと思います。同時にこの部署に配置された人の生涯設計というのも考えねばなりません。コンピューターおたくではなくてコンピューターにつよい管理力量がある人をめざして一定の期間で診療所などの経験をさせることができると良いのですが。

〔診療録管理〕

診療録や診療情報のデータの管理を専門的に扱い、その病院の医療の到達を統計的にまとめ、情報を開示できるように実務的に整える診療録管理部門は、今後の病院で必須のものです。有資格の人の選任配置は、近時の医療情勢と行政の方向からして絶対に必要です。宮城の坂総合病院ではかなり早くからこの体制をとってきました。それを進める上で医局の中に強力な推進力(M医師)があったことが決定的でした。これをきちんと整えることは病院の医療レベルの基礎的な共通条件を作る意味があると思います。

〔総　務〕

総務部門には、庶務、人事、労務、用度、営繕など実に多様な仕事があります。経理は入り口が狭くて奥行きがながい、総務は間口が広くて種々雑多といわれます。しかし、総務の仕事も一人一人の職員の権利・利益に直接関わる仕事であり、社会保険労務士の資格を取るくらいの意気込みで取り組んでいくべき仕事でしょう。また、労務は直接には労働の管理(出退勤、休暇など)ですが、労働組合との窓口を総務部長などがになっていることが多く独自に重視しなければならない分野です。特に労働諸法規の基本的な知識・考え方を身につけておかねばなりません。

人事は幹部人事と一般人事に分けて扱われています。採用、移動、昇進、賞罰、退職などの実務をきちんとすることと政策的に検討する仕組み(人事委員会など)が必要です。特に民医連では賞罰が曖昧なことが多く、改善すべきことです。一職員一ファイルを制度化し、その人の面接の結果や研修記録、経験を蓄積しておくことが必要でしょう。なかなか徹底できないのが悩みですが。

用度は、物品の購入係です。診療材料、消耗品などこのセクションがしっかりしているかどうかで材料費や経費が大きく違ってきます。薬品については民医連では、薬剤師が購入も担当し、医師を含む薬事委員会が組織され、薬剤比率の引き下げに成功しています。これは大変珍しいことであり、民医連の職種自治のもっとも成功した現れでしょう。他の所では用度業務になっているところが多いようです。診療材料は最近クスリと同じくらいに支出の上で比重が上がってきました。実に種々雑多な物があり、在庫をゼロにするために業者に全面的に委託するところもあります。これもさしあたりは、医師を含む委員会を組織し、ここに権限を与え、やすくて良い物を購入できるように努める他はありません。「もっとやすい物があるのに」といっても医師が技術的な評価の上で「特定の機械や診療材料がよい」ということであればそれを尊重しなければなりません。十分なデータを備え、集団的に検討することです。

絶対にさけなければならないのは、診療の現場から業者に発注することです。また、薬品同様に棚卸しもやらなくてはなりません。

営繕は、ボイラー技士や電気技師が兼務であったり、いろいろのようです。酸素溶接ができる人や大工仕事のできる人がいると大変に重宝します。しっかりした設計事務所、設備会社のバックアップが当然に必要です。建物を造るときからメンテナンスを考慮に入れておかねばなりません。

〔現業部門〕

ボイラー、電気、施設管理、清掃、ゴミ処理などを担当する部署は、病院という清潔の保持、院内感染の防止などが施設の面からも要求されるところにあって、重視されねばなりません。エネルギー管理士のような専門家の配置ができれば最善です。また清掃やゴミ処理は外注されていることが多いのですが、この契約関係をきちんとしておくこととどのように処理されているのか実態を把握しておくことが必要です。かって、担当者任せにしておいたために担当者が悩んだ末に違法な焼却方法をとって新聞記事になったことがありました。

〔経　理〕

この部門は一九九〇年代に民医連では全国的に整備され、いまでは日本の病院関係の中でもっとも進んだ会計基準によって実務が行われています。「民医連統一会計基準」です。

私が民医連に入った一九七〇年代にはそうした基準がなく、赤字だ、黒字だといっても、引当金関係などをきちんとみると赤字の法人のほうが経営がよいということが、ざらにありました。この問題でも山梨勤医協の倒産以降、きちんと整備していこうという取り組みが全国的に進みました。山梨問題の後で宮城にK公認会計士にきていただき、指導を受けたことがその後に全国的な取り組みの一つのきっかけになったと思います。事務長になる上で統一会計基準推進士の資格を取っておくことは不可欠でしょう。

九〇年代の半ば頃、全日本民医連の方針に「事務職員は、会計について他の職種よりは一歩進んだ理解を」と書いたら、阿部会長(当時)に「医者に医療については、他の職種より一歩進んだ理解を求めているのと同じではないか」と強烈な皮肉を言われました。実際、事務が経営に強くなかったら何のために存在しているのかわかりません。

会計の問題で現場で必ずやらなければならないことは、内部牽制制度をしっかりすることです。難しく聞こえますが、簡単なことで買い物をする人とお金を払う人を必ず分け、伝票を切る人とお金を扱う人を分けるということです。小さな診療所では、特に時間外などには難しいこともありますが、翌日に確認するなど工夫して実際に行わねばなりません。民医連は善意の人の集まりです。しかし、人間には出来心というものがあるようで、私は民医連の法人の相当数を知っているつもりですが、職員の金銭に関わる不祥事がまったくなかったという法人を知りません。本人が決意して知恵を働かせて泥棒しようとすれば、内部牽制とかいろいろしてもまず防げないと思います。それでもそれがやりやすいか、すぐにばれそうか、で随分違うと思います。「内部牽制のない組織は人を殺す」とある公認会計士にいわれましたが、全くそうだと思います。

経営をどう全職員と共同組織の人のものにするかということも実践的にきわめて大事なことです。数字を公開することはしているけれども、あまり読まれていないというところがあります。数字の意味を予算との関係、歴史的（対前年同月比較は良くされていますが、節目の時にはもっと長いスパンで、到達点を明らかにすることが必要でしょう）、横断的（全日本民医連の中での比較が最近では物差しが一緒なので一番わかりやすいと思います。その他厚生省や公私病院連盟などの調査による比較も有効です）な比較をして理解できるように情報提供することが必要です。

院所独立会計とある程度大きな病院では部門別損益計算をするというのは、今日では義務のようなものです。

〔医局事務・医学対〕

一般の病院にも医局秘書がいます。しかし、民医連の医局事務は、秘書的な業務にとどまらない、大きな役割を担っています。多くの場合、医局担当の副事務長や事務次長が配置され、その下で数人の事務職員が様々な業務に従事しています。医局長と協力して医局会議の準備とまとめ、各科長に協力して各科会議の準備とまとめ、当直・日直、県連内他院所への派遣などの医師勤務表の作成、そして院所の医学生対策のセンターになります。この「医学対」は民医連が独自に発展させてきた分野です。全国で二〇〇人以上専任的に医学生対策に携わる人がいます。その人件費だけで一〇億円を超えるでしょう。

かって、ある民主的な法律家団体の方が、後継者対策の参考にしたいとのことで全日本民医連を訪問されました。こうした取り組みをしていることをお話ししましたら、「規模がちがいすぎて、とても参考にできません」といわれてしまいました。ただ新卒の医師を確保するというだけならこんな投資をして、最も優秀な事務職員を二〇〇人も貼り付ける必要はないかもしれません。結局、民医連運動の後継者を確保するという視点に立つと、医学生に民医連についての理解をしてもらい、運動の担い手となってもらわねばならないのでこうなるのです。最近は県連での医学対だけではなく、病院の現場で、共同組織の力も発揮していただいて、というあり方になっています。

医師を理解することなしには医療機関の管理はできません。その意味で、医局事務も是非経験したい職場です。

一方、医学対の活動は大変に大きなエネルギーを必要とします。ある意味で人の人生を変えてしまうことにもなるのですから、表面的なつきあいでは対処できないことがあります。そしてこれが最近の若手はあまり得意ではないようです。他方であまりに医学生と担当者の年齢差が大きいと生活感覚が違ってしまって、つきあいきれなかったり、話が合わないということも起きます。医学対の担当者自身が民医連についての理解を十分にしていること、自らの県連についてその医療内容をはじめとしてよく知っていること、聞き上手で対話を成立させる能力のあること、など医学対ができるということはかなり大変なことだと思います。

独自にきちんと研修の機会を保障すること、県連内の問題について、トップレベルの認識をもてるようにしていくことなど、医学対のメンバーが元気よく取り組めるような援助が必要です。

また、医師担当があまりに長いと他の事務の分野を担当してきた人たちと感覚的にずれてしまうことがあります。一定の素養のある人をきちんと教育し、四～五年で交代していくのが理想でしょうが、結構難しいことです。

〔組織担当〕

共同組織(医療生協と友の会)は、独立した医療住民運動組織であり、且つ、「民医連運動の不可欠の構成要素」です。共同組織の意義、民医連の方針の発展などについては、民医連が発行しているハンドブック「共同組織と民医連運動」をよく読んでください。

【閑話休題】

私の民医連人生にとって、この共同組織の問題と民医連労働組合の問題は最も大きなテーマであったと思います。この二つを私なりに解決できなかったとしたらおそらく民医連にはとどまっていなかったでしょう。共同組織の問題では、一九八四年から全日本民医連理事会が、当時の莇会長の指示で新しくこの問題の方針を検討する委員会発足させ私もそのメンバーになったときのことが思い出されます。芹沢副会長、北海道の佐藤先生（のち北海道勤医協理事長）、宮城、埼玉、東京などから委員が集まって非常に充実した議論をしました。それが「あらためて基盤となる諸組織を強化発展させるために」（八五年に案として発表八七年に決定）として実を結びました。この方針はその後の民医連運動を大きく変えたと思います。私自身は、そのときに埼玉医療生協の歴史と到達点を知って、「住民組織が社会変革の力になり得る」という確信を持つことができ、その立場で方針を書くことができました。

職員の組織担当者は、「共同組織の事務局であると同時に民医連職員として綱領実践の先頭に立つことを期待されて配置された」という二重の任務を持っています。

組織部が法人一本の所、院所ごとに組織されているところ、いろいろです。最近は院所ごとに組織されているところが多いようです。院所には職場ごとに共同組織の活動に取り組む委員がいて、職員が共同組織の活動に参加するうえでの窓口の役割や職員の組織化に当たっています。

事務職員の成長の上でこの部署も一度は経験したいところです。生活協同組合と医療法人では少しこの部署に対する位置づけが違うという感じもありましたが、最近は医療法人でも大いに重視するようになってきたと思います。

この分野では、なんといっても人と話すことが好きで組織していく力がある人が必要です。

四、管理運営の実際

この節では事務長の仕事の実際について様々な側面から考えてみたいと思います。

(一) 民医連の病院の事務長として

〔同時にいくつかのことを進行させる能力・事務長機能の集団化〕

民医連の病院の事務長であるということは、組織的には県連(理事会や事務局)との関係で様々な課題について指導を受け、点検されるということです。ほとんどの病院の事務長は県連の理事であり、県連方針の決定と実践に責任を負っています。ところが民医連の課題は、社保、医学対・看学対、医療活動、教育、など実に多く、その上法人からは経営問題で詰められます。そうするとあまり主体性のないまま「詰められることからやっていく」という最悪の「対応」になりかねません。

結局、一人ですべてのことはできませんから、事務長機能をどう集団化するか、ということになります。事務次長や課長さんたちと意思統一して一体となって任務を分担して責任を果たす以外にありません。診療所レベルだと集団化しにくい場合がありますが、それでも、常時頭の中では三本か四本の列車は走っている(同時並行的に三~四の課題を進めている)ように任務分担していかねばなりません。「一つのことに集中すると他のことは考えられない」というタイプの人は専門職向きであり、一般管理の部署には向きません。ここで大事なのは集団化の意味です。時として任務の分担がされると後はその人に任せっぱなし。事務長に院長がきくと「それは誰それにきいてください」となっては困ります。事務長を中心とした事務管理者の会議を定例化しておくこととそれぞれの問題の進行状況の報告を求め、一緒に検討するなど事務長の指導が貫かれていなくてはなりません。

〔事務長機能は職員全体の「民主主義の能力」の水準によって規定される〕

事務長がどれだけの仕事ができるかは、そこで一緒に働く仲間(とりわけ事務の)がどれだけ仕事ができるか、民医連運動を進める力を持っているかによって決まります。ですから職員の力量の向上は事務長の最も重要な役割であり、また最もリターンの大きい仕事です。

さらに、民医連の事務長であるということは、何よりも職員に民医連職員であることの自覚を持ってもらうために最も大きなエネルギーを削かねばならないということです。あらゆる機会をいかして、日々の実践から、「民医連とは、民医連ならでは」という認識を深めていけるように事を進めることです。民医連は「職員の民主主義の能力」ということをいいますが、それは職員の民医連職員としての高いモラール、自覚が前提です。このことは、民医連における教育問題は、様々な課題の並列的な一つとしてではなく、すべての活動、仕事の中に教育的な視点が貫かれなければならないということだと思います。

そのうえで、とくに県連の課題は、学術集談会などの医療活動の交流、社会保障運動、医学生や看学生に対する働きかけなど民医連ということを意識しないわけにはいかない活動が大きな比重を占めます。これを積極的にとらえて、若い職員とベテランの職員を組み合わせて参加を組織する、参加したら必ず報告を職場にさせる、面接して感想を聞くなどきめ細かな対処が必要です。

全日本民医連の方針は、全国の経験の優れたところを集め、普遍化したものであり、これを無視した「我流」では、一時期はうまくいっているように見えても、長期的には内部矛盾が拡大し、うまくいきません。「我流」と「創造的な具体化」の違いは全国方針をふまえているかどうか、ということです。この点では、全国的な会議の問題提起や様々な方針が収録されている「民医連資料」が重要です。全国総会の方針などは、きちんと集団で議論し、それをふまえて自らの院所の方針をつくっていかねばなりません。

(二) 法人と病院のつなぎ目・人材センター? 大きな組織をまとめるということ

法人の理事に病院の事務長がなっていることも多いと思います。センター病院ともなれば法人全体の中での比重が決定的に大きく、ここが赤字か、黒字か、によって法人全体が左右されるので、そこの事務長は法人全体の中での役割を常に考えていなければなりません。多くのところで専務理事を中心にした一〜二週間に一回くらいの打ち合わせ会議がもたれているのではないでしょうか。そこに参加することは病院事務長の最も大切な仕事であり、それは全体的な課題の重点をしっかり把握する上でも、病院についての全体の理解を得る上でも重要です。法人全体の方針について、トップの微妙な考え方やニュアンスを含めて、事務長機能を集団化すべき人にきちんと伝え、共通認識としておくことは病院の法人の中での責任を果たす上で欠かせません。

病院は事務職員の人材センターでもあります。後先はともかく、診療所と病院の両方を経験することが事務職員には必要です。ようやく育てて戦力になったかと思ったら、外に出さねばならない、しかし、その繰り返しが当然で当たり前のことなのです。しばしば実際の仕事に支障を来すということで、人材育成のためには移動させたい人が動かせないということがあります。この点では、まずその人と関わる仕事の、維持していくべき水準がはっきりしていなければなりません。そして、それを移動の上での時間的調整の問題として考えないと人を動かせなくなってしまいます。その人が病気になったと考えれば、動かせないということはないはずです。

病院は大きな組織であり、それをまとめていくということは、方針による団結ということです。病院が基本的に何を目標としているのか（医療宣言）、今年の重点課題は何か（病院年度方針）、それぞれの職場の目標は何か、などが鮮明にされていなければなりません。さらに、既に医療生協さいたまなどで実践され始めましたが、一人一人の職員の目標を明確にし、その目標の達成を指導援助するという職員の育成システムと目標管理を合体できればすばらしいと思います。また、その病院が民医連の中でどういう位置にあるのか、地域の中での役割などを明らかにして、職員を励ますことも重要です。

(三) 管理部・管理委員会

管理部とは病院を対外的に代表する院長・副院長・事務長をさします。総看護師長も管理部として位置づけるところが多くなっています。管理委員会は管理部のほかに事務次長や副看護師長、薬局長などの技術部門の代表などを含める事が多いようですが、病院の実質的な最高決定機関を指します。この機関は院長機能を集団化したものといえるでしょう。法律上は病院の管理者は院長だけです。いま医療管理の重要性もあって院長の役割と権限が重視されるようになってきました。院長の役割が決定的に重要なのは、いくら強調してもしすぎることがないほどですが、であればあるほど、院長の専決事項は少なければ少ないほどよいでしょう。「一人だけで考えたことには確実に誤りが含まれている」と勘先生がいわれたことがあります。責任があるということは集団を組織し、方向付け、問題を解決するということだと思います。

この管理者集団が、文字通り病院のトップマネージメントを果たすことができるようにしていくことは、病院の全てを決する重要課題です。それは病院のあり方を決め、病院の団結のよりどころとなるということです。

週に一回の定例会議が一般的ですが、管理部会議と管理委員会を一週間交代にしたり、入院と外来を分けたり、様々に工夫されています。事務長を中心にした事務系管理者が院長などと打ち合わせしてこの会議をよく準備することが大切です。会議の獲得目標が鮮明でなかったり、実務的な報告事項などが多すぎると会議はダレてしまいます。

また、逆に準備と根回しが良すぎると会議は形式的なものとなり、誰かにお任せ的な状況が生まれかねません。政策的な議論が十分にできるように、常に工夫が必要でしょう。

また、最終的な決定は、管理部や理事会ということになりますが、そこに至るまでにどのような人々の意見を述べる機会を保障し、どのように内容を作り上げていくか、病院の意志決定過程は案外複雑であり、それに精通し、物事を前に進めることが、管理部の役割です。

（四）民主的集団医療を保障する管理と職場管理

民医連が生み出した言葉のうち、重要な一つに「民主的集団医療」というものがあります。一般的にはチーム医療という言葉があります。今日の医療が医師対患者の一対一の関係だけではなくなって、看護婦、検査技師などの各種の技術者を含めた医療チームと患者との集団的な関係になってきたことを意味しています。フォアザチームという言葉があるようにチームは、それぞれに仕事をする人の単なる寄せ集めではなく、共通の目的と意志の疎通された一つの組織を意味します。医療チームの目的は患者を助け、病気とたたかうことです。このように目的はきわめて明瞭なのに、案外医療チームの意思は統一されていない場合が多くあります。また、意志の疎通はあってもチームの中で医師だけは特別な立場にあり、ほかの職種からの疑問や意見は持ち出す場さえ保障されていない、ということが多いようです。まして医師が医療機関のオーナーであった場合には、医師と医療技術者（コーメデカル）という関係に使用者と労働者という労使関係が重なりますから、何でも意見が言えるということにはなりません。

しかし、今日のように医療技術が高度化・複雑化してくると安全性の確保という点だけからいっても、医師の所に情報が集中され、看護や薬剤などのそれぞれの専門家が医師の医療行為についてチェック機能を果たすことが、どうしても必要になります。

この点、民医連には医師のオーナーはおらず、地域の人々と職員ががオーナーであり、「患者の立場に立つ親切でよい医療」の実践を綱領的な目的とし、その立場で職員を教育し、訓練していますから、「本来の」民主的チーム医療を追求する条件があります。

民主的集団医療は、第一に、民医連の所有と運営に基礎づけられた、この本来的なチーム医療を意味します。

第二に、民医連では、医師と他の職種の対等・平等の人間関係を築くことが可能であることから、医師に対する情報の集中だけではなく、民主的集団医療による十分なチェック機能が期待できます。

第三に、にもかかわらず、民医連はこの民主的集団医療を「医師を中心とした」ものと規定しています。これは、既にふれたように日本の法制度や教育制度に理由があり、医師が特別の地位を占めているというより、特別の責任を負わされているという意味合いが強いと思います。医療チームの目標（医療構想）を決める中心となることとチームの技術水準を担保することは医師にしかできない固有の責任です。

しかし、チームをまとめたり、職種間や患者との矛盾を調整したりする「まとめ役」は必ずしも医師でなければできないものではありません。このような意味で医療の現場にも民医連事務の役割が期待されてきます。

言い換えると、病院における管理は「医療技術的な管理」と「それぞれの職種の業務的な管理」の二重の管理が存在していると考えれば、職種ごとの管理ラインだけでなく医師を中心にした医療チームを目に見える形で組織的に作っていくことが必要になるわけで、それを戦前の大学のように医師の下に看護婦が配置されているという組織図を作ってしまうと、民主的集団医療とはそぐわないこととなります。

それ故に病棟別や疾患別の診療委員会のようなチーム型の組織形成が望ましいものとなります。この委員会の事務局長の職種は限りませんが、組織者であるという点と技術職との関係での偏りがないという点で、できうれば優秀な事務職員の配置が望ましい。これらの点については「民主的集団医療を保障する管理についての私論」（拙著「医療運動と事務」同時代社六五頁）ではじめて論じました。

しかし、この民主的な集団医療という点においても最近の民医連では、様々な困難な面が現れています。これについては、別に論じています。

民医連の病院における職場管理は、こうした民主的集団医療を保障し、その水準を引き上げ、経営的にも成り立っていくことを目標として進められることになります。

〔職場管理は、職場をまとめること、職場づくり、人づくり〕

日々の労務管理、勤務表作り、業務管理などは、当然の前提ですが、職場責任者が職場づくりを意識しないで、これらしかしていないと、半年くらいでその職場は荒れてきます。職場目標、年度方針を提起し、職員の討議を組織してみんなの目標とすること、それに個々の職員がどう参加し、その中でどのように成長していくのか、よく考えてもらい、職責者と職員の面接の中で相互に確認し、それを記録し、その職員のファイルに保存する。これは全日本民医連が、九〇年代後半に「職場教育方針」でうちだしたことです。

しかし、実際には職場は様々であり、毎日なんらかの〝事件〟あるいは〝問題〟が起こっています。また、そこでの管理状態も一般の企業に比べてゆるやかであり、職員の力が管理・指導によって、十分に引き出されているとは言いいきれません。

これは、一つには民医連の職場は技術者の職場が多く、職場責任者は当然ながら技術者であり、職場責任者の選任に際しても、経験、年齢によって任じられることが多く、管理者としての教育も不十分であり、管理力量が伴わないことからきています。

しかし、だからといって力のある若手を職場責任者にすればうまくいくかというとそうでもありません。

一方、民医連の職員の平均的なモラールは高く、まじめであり、目標や意義がはっきりすれば、おおいにがんばる人が多く、まとめやすい所です。

ですから、職責者の選任は、「ベターな」選択しかなく、その職責者に対する教育をきちんと行い、後は、組織的に援助していくことだと思います。

時として適任者がいないということで職場責任者がおかれず、一段階上の管理者が「担当」することがありますが、これは先にもふれましたが、もっとも避けるべきことです。その職場が新しく、職員が若すぎるなどで、どうしても外から管理せざるを得ないという場合は、期限を決めて早期に内部からの管理者を選任すべきです。これは、民医連の職員が運動の担い手であり、その職種の自覚的な労働と運動が民医連運動そのものであるのだという点からも要請されることです。


〔民主的管理運営、職場責任者の権限と責任—それに対する援助〕

民医連の管理のあり方は、「民主的な管理運営」です。最近、これについても民医連医療に書きました。この本にも入っていますので、そちらも参照してください。

これは「科学的管理と民主運営」という言い方をされるときもありますが、その場合には「科学的な管理」ということの意味をはっきりさせておくことが必要でしょう。最近は、たとえば医療の安全管理などで一般的に到達していることは、それをきちんとそのまま取り組んでいくべきである、というような意味合いで用いられたり、必要なマニュアルはしっかり整えるべきであるとか、会計制度を民医連の「統一会計基準」によって整備し、それによる分析をふまえるべきである、というような用いられ方をしているようです。

これらは当然のことであって、この「科学的管理」には、テイラー流の科学的管理法に従うとか（業務分析やマニュアルなど活用されていることは当然にありますが）、一般企業で行われているような管理をするべきだという主張は含まれてはいません。

民主的な管理運営ということは、民医連の存在理由そのものから要請されることです。地域住民と職員が主人公である民医連の法人・院所は、職場討議や協同組織との協議などをふまえ、総代会や社員総会、評議員会などで長期計画や予算・事業方針などを決定するなど組織的・制度的にその声を反映しています。

一方、以下は当然の常識の確認にすぎませんが、院所や職場での仕事を進める上での管理は、職員の「自覚的な労働」を目標とし、そのために職員を養成していますが、仕事を進める上での「決定権」が、その職場の職員にあるわけではありません。職場での決定権者は、法人からその職場の管理権限の委任を受けた職場責任者です。これは労働契約によって労働者は使用者（この場合民医連の法人）の指揮命令に従うことを契約しているからです。職場責任者は、従って業務命令権を持ち、職員が指示に従わない場合には就業規則に照らした処分を管理部に申請する権限を持っています。さらに別の角度からいえば、組織された地域住民と職員全体の利益と事業方針などに示されたその全体的な意思を守ることが、法人指導部・管理部の責任であり、それが法人の運営と院所の管理の中に貫かれねばならず、その法律的な根拠として労働契約があるということです。

冗談みたいな話で、滅多にないことだとは思いますが、ある診療所で事務長さんが留守の時に、職場のみんなが相談して仕事のやり方を変えることを決めてしまいました。翌日「事務長みんなでこう決めましたから従ってください」といわれたそうです。これはいけません。職場長の権限と権威のないところに管理はありません。民医連の場合、職場責任者が、職員の不当な抵抗にあっても、それを突破できない、業務命令を出せない、ということもあるようです。説得が基本ですが、最近の民医連の状況からすると、職責者の権限をはっきりさせるような、人事考課などの仕組みについても検討が必要になってきているのかもしれません。

しかしながら、もう一つの側面として仕事で成果を上げるためには、「なぜその仕事をするのか」、「どのようなやり方をしたらより効率的で成果が上がるのか」など仕事の意義・目標が職員にしっかり把握され、創意が発揮され、いきいきとした職場であることが必要なことは明らかです。この問題については、いうまでもなく企業経営についての歴史的な到達点も同様です。ホーソン工場の実験以来の人間関係論の流れ、ボルボその他日本の企業も含めて、いまも企業では、職員の帰属意識と労働意欲をどう高め、高い品質を作り出すか、様々な努力がされています。これらについて学んでおくことも大事です。

そして、なによりも非営利・共同の組織である民医連の場合、民医連綱領に示されているような組織の目的は、職員の医療・福祉の仕事に志した初心、目的と基本的に一致しています。

この二つの面（指揮命令関係と自覚的労働）をしっかりふまえて、「いいかげんな」（好い加減、適切なという意味で徹底しないという意味ではありません。ただし、管理の実践の上では、「過ぎたるは及ばざるがごとし」ではなく「過ぎたるは及ばざるにしかず」ですが）管理が必要です。

職場責任者に任務配置するときには、必ず「労働協約、就業規則そのほか人事・労務管理に必要なこと、職員に経営の説明ができるような経営の知識、などとともに「管理のそもそも」などについて新任管理者研修をしなければなりません。管理について、とにもかくにも教えずに管理者にするというのは、武器も持たせずに「突撃せよ」というのと同じです。

任務に就いた後も、職場責任者は、板挟み、サンドウィッチの中身、の立場ですから、悩みがいっぱい発生します。そうしたときに相談でき、少なくとも仕事上のことは解決できるルート（一般的・基本的には上司、ただし、その上司との関係が悩みの種であることが結構あるので、もう一つくらいのルートが必要）をはっきりしておかねばなりません。最近、千葉民医連でも職員のメンタルヘルスについて、管理者研修をしました。この面からも、健全な職場風土づくり、仕事に対する厳しさと仲間としての心のかよい合う、が大切です。

〈職場での民医連運動、政治活動の自由と社会保障運動〉

職場づくりの上で、職員に民医連を意識してもらうことは非常に重要です。民医連新聞や「医療」「資料」「いつでも元気」などの機関紙誌に、職場責任者が目を配り、おもしろそうなことや参考になることを読み合わせするなどは、他の団体や企業では不可能な職員教育であり、民医連会費を払っていることの直接的なリターンです。

実は、全日本民医連事務局から千葉にきて、「本当に全日本民医連は遠いところだなぁ」と思いました。全日本民医連理事会が何を考えているのか、などはほとんどわかりません。やはり機関紙誌に頼らざるを得ないのです。そして、それを意識的に職場に持ち込まないと職員の中に民医連は根付きません。

職員が民医連を感じるもう一つの場面は、なんといっても医療改悪反対などの社会保障運動でしょう。かって、阿部昭一会長（当時）は、「署名運動で署名してくれた人が民医連の最も広いつながりなのではないか」といわれました。実際、民医連が全力を挙げて取り組んだときの国民医療改善署名は、五〇〇万筆を超えたことがあります。そして、この取り組みを通じて職員の学びがあり、社会的な自覚が発展していきます。

選挙も民医連職員の成長にとって大切な機会です。政党選択になる議員選挙と民主勢力の統一候補でたたかう首長選挙では少し違いがあります。しかし、いずれにせよ、選挙ではそれぞれの職員の思想信条の自由が尊重されねばならず、それぞれの職員の政治活動の権利は、業務に支障がない限り保障されるべきものです。これは当然、職員の支持する政党がどこであれ同じです。院所は民医連新聞の号外などで職員の学習を積極的に組織しますが、業務として政治党派が争う選挙を行うことはあり得ません。

また、患者情報のあつかいは、個人情報保護の見地から注意を要します。

（五）民主的な管理運営と労働組合関係

民医連の院所には、ほとんどのところで労働組合があります。民主的な経営と労働組合の関係も様々に議論されてきました。私が全日本民医連の機関誌「民医連医療」に初めて論文を載せたのもこのテーマでした。（拙著「医療運動と事務」所収）

基本的にはその時の見解を維持しています。ただ、その後の経験を通じて、労働運動に対する期待感は、大きくなってはいません。

一方、最近の異常なまでに厳しい経営情勢や、その中で狭い意味での医療だけではやっていけないという状況のために、かなりな労働条件も含めた改革が求められており、その点での格段の努力が必要になっています。合意を得るために最善の努力が必要ですが、労働条件の問題はともかく、あらゆる問題について、労働組合の合意がなければ、一歩も進まないというのでは、変化の速度が著しく速い現在の状況に立ち後れてしまい、ひいては職員の暮らしを守ることも困難になってしまいます。

労働諸法規をきちんと学び、必要な場合には弁護士などの専門家の協力をお願いしなければなりません。

特に、今後重視する必要があるのは、医師労働の問題です。労働基準法による監督官庁の指導の動きもあり、医師の健康のためにも、とりわけ労働時間の問題についての可能な限りの改善に努めなければなりません。

（六）医療管理・安全の問題・医療事故対応

医療管理の問題については、この本の別の論文でふれています。事務長として、重視すべきことは、院長を中心とした医療管理の仕組みに協力し、事務的な面で支える体制をきちんと作ることでしょう。診療録管理士、医局担当事務などです。リスクマネージャーの配置は安全問題とも関わって重要です。ニアミスの報告システム、事故事例の分析、教訓の一般化など事務長が院長と一体になってつくりあげねばなりません。

医療事故が起こったときの対処については、すでに全日本民医連のきめ細かい指針や対処の参考になる「民医連医療」の特集があります。もっとも大切なことは、まず事実を正確に把握し、病院の責任の有無を判断することです。これはきちんと必要な場合には第三者（弁護士や他の病院の医師など）の意見もきいて行わねばなりません。私の経験でも最初の検討では「ミスはない」という結論だったものが、被害者の側からの訴えをうけて再度検討したところ見落としがあったというケースがありました。

医療事故について経験の豊富な弁護士さんに顧問になっていただくことは決定的に重要です。

患者の権利を守る民医連の立場は医療事故の場面でも当然に貫かれねばなりません。

おわりに

このほかにも、もっともっとふれるべきこと、書くべきことがあると思います。しかし、そういって考えているといつまでたっても終わりそうもありません。実を申せば、この原稿は二年前に考えて手をつけ始めました。しかし、どこに発表する予定もなかったものですから、半年以上の大幅な中断を数回してしまい、今回本を出そうと決意してようやくここまできました。不十分な点については、またの機会に（その機会があるかどうかは怪しいのですが）ということで、おわりにします。民医連における管理は結局のところ、断固とした管理を、民主的管理運営の中で、いかに貫いていくのかという模索そのものかも知れません。その過程の参考に少しでもなれば幸いです。

あとがき——若干の解説と補足

〔第六章　事務管理者からみた病院管理論〕

分量的にいって、この本の中心的な部分です。内容的には、①管理についての基本的な考え、②事務長論、③病院内の医師、看護師、パラメディカル、事務部門などのの問題と事務の関係、④管理運営の実際の四章立てになっています。一応、私の民医連運動と管理についてのまとめであり、他の文章と一部重なる部分もあります。

賃金問題についてはふれていませんので簡単に補足します。定期昇給制度の前提がそれを吸収できるだけの収益増、成長にあるのは自明のことです。この条件が医療費の抑制政策＝診療報酬の引き下げによって脅かされています。しかし、この制度をなくして成果主義に切り替えるといっても、ヨーロッパとは異なる日本の社会状況の下ではこの年功序列賃金体系が貧しい社会保障制度を補完しているという側面を無視できません。また、賃金がその院所の所在する地域の水準から大きく下回るということでは、人材確保もままなりません。一方、「働けば働いただけ報われる」「労働に応じた賃金」ということも無視できません。あまりに平均主義的な労働者の扱いはかえって労働意欲をそぐことになりかねません。さらに、千葉勤医協の場合は二〇一一年がピークになりますが、団塊世代の定年まで退職金は増え続けていきます。これらについて千葉勤医協としては、①現在の定期昇給制度は維持する　②ベースアップについては第二基本給として退職金の対象としない　③退職金の先払い制度を導入する　④労働の評価＝人事考課を賃金に一定反映させる仕組みを検討する（この場合私見では、医療生協さいたまのように、評価部分は賃金全体の一〇～二〇％以内に押さえるべきでしょう）というような考え方で労働組合と話し合っています。

〔第一章　二一世紀に向けた共同組織の展望〕

いまの全日本民医連の路線的な特徴といえば、非営利・協同ということでしょう。この文章はそれと民医連および共同組織の今後の在り方について論じたものです。民医連と非営利・協同の関係については、「非営利・協同の中の働く人びとの医療機関」と位置づけています。

社会福祉法人やNPO法人をつくってその中での新しい運動上のつながりを探求していこうというのが、実践的な関心でした。その後の千葉での実践の中では、この点で必ずしもまだ成果が出ているとは言えません。

二〇〇〇年に千葉で作ったNPO法人「なのはな」は、最初、訪問介護事業に取り組みました。友の会を中心にしたこの取り組みは、急速に利用者を増やし、事業としては進みましたが、あっという間に二〇〇人以上になったヘルパーさんの管理も含めて、ヘルパー派遣事業だけに集中せざるを得ず、地域の中での助け合いやボランテア運動などの取り組みは進みませんでした。また、民医連への加盟が遅れたことから、他の介護分野の取り組みとの連携も十分ではありませんでした。そこでヘルパー事業は社会福祉法人に一本化し、NPO法人は移送サービスやその他のボランテア活動に取り組むように二〇〇四年四月から切り替えました。NPO法人は売店や患者向けのレストランなどで利益を上げ、それをボランテア事業に注ぎ込むという方針で取り組んでいます。

〈第三章　いまこそ民主的管理運営の旗を〉

岩本鉄矢全日本民医連事務局次長の論文に啓発されて書いたものです。お許しをいただいて岩本さんの論文も収録させていただきました。お読みいただければわかると思いますが、論争というより、岩本さんのものとあわせて、民医連の管理の現在の課題についての表裏一体的なものとして受け止めていただきたいと思います。

〔第五章　民医連Ａ法人の成長率と要因〕

民医連の統一会計基準は、次第に厳しくなりました。退職引き当て金一〇〇％をめざして三％ずつの積み増し、建物減価償却の積み増し、利益目標の引き上げ、地域協同基金の負債計上などです。これで「収益の伸びない時代」「医師労働の軽減は待ったなし」という条件の下にあるとした場合にはどうなるのか？　賃金抑制以外には答えは出てきません。しかし、先にふれたようにそれには限界があります。つまり、統一会計基準を遵守できる条件は、一定の成長以外にはありません。私はしばらく前から二％成長論を唱えてきましたが、実績はどうなのかということで作業してみたものです。

〔第二章　民主的集団医療と事務幹部〕

川崎協同病院と京都民医連中央病院の問題は、民医連運動全体に深刻な影響を与えました。全日本民医連の依頼でこの問題と民主的集団医療についてまとめました。「民主的集団医療などといって世間一般で行われているような医療管理がされていなかったのが問題」なのではなくて、世間一般の医療管理がされていなかったことと民主的集団医療の問題は関係が無く、むしろ民主的集団医療の機能不全の問題ではないか、というのが論旨です。

〔第四章　民医連と選挙・政治活動〕

千葉民医連のなかで考え方を整理する資料としてまとめたものです。個人情報保護法以前のものですが、考え方としてはいまでも通用すると思っています。

〔エッセー「大原幽学の故地を訪ねて」「奥の細道」「福岡歴史散歩」〕

いずれも民医連の共同組織向け雑誌「いつでも元気」の「ぶらり探訪」に書いたものです。本の中にちりばめましたので、息抜きの軽い読み物としてお読みください。

【初出一覧】

第一章　二一世紀に向けた共同組織の展望「民医連医療」三三七号、一九九九年一〇月
第二章　民主的集団医療と事務幹部「民医連医療」三六七号、二〇〇三年四月
第三章　いまこそ民主的管理運営の旗を「民医連医療」三八四号、二〇〇四年八月
第四章　民医連と選挙・政治活動　二〇〇三年三月八日
第五章　民医連A法人の成長率と要因　二〇〇四年十一月
第六章　事務管理者からみた病院管理論　二〇〇五年一月

【著者略歴】


1944年生。東北大学法学部卒業。

宮城民医連坂総合病院事務長、全日本民医連事務局長、千葉県勤労者医療協会専務理事、現在同副理事長。

著書「医療運動と事務」「民医連運動の展望」(以上同時代社)、他、論文

民医連の病院管理

2005年4月30日　初版第1刷発行

著　者　　八田英之
発行者　　川上　徹
発行所　　(株)同時代社
〒101-0065　東京都千代田区西神田2-7-6
電話 03-3261-3149　Fax 03-3261-3237
印刷・製本　中央精版印刷(株)

ISBN4-88683-552-X